ACTA NEUROPATHOLOGICA / SUPPLEMENTUM I

SYMPOSION
ÜBER
VERGLEICHENDE
NEUROPATHOLOGIE

ABGEHALTEN VON DER ARBEITSGEMEINSCHAFT FÜR
VERGLEICHENDE NEUROPATHOLOGIE WÄHREND DES
IV. INTERNATIONALEN KONGRESSES FÜR NEUROPATHOLOGIE
VOM 4.—8. SEPTEMBER 1961 IN MÜNCHEN

MIT 57 TEXTABBILDUNGEN

HERAUSGEGEBEN VON

E. FRAUCHIGER UND **F. SEITELBERGER**
BERN   WIEN

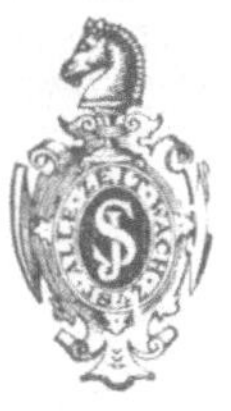

SPRINGER-VERLAG · BERLIN · GÖTTINGEN · HEIDELBERG
SPRINGER-VERLAG · WIEN / 1962

ISBN-13: 978-3-540-02910-6   e-ISBN-13: 978-3-642-92847-5

DOI: 10.1007/978-3-642-92847-5

INHALT / CONTENTS

Einführung

Da mir als derzeitigem Sekretär der Arbeitsgruppe für vergleichende Neuropathologie des Weltverbandes für Neurologie die Pflicht und die Ehre zukamen, das *Symposion über vergleichende Neuropathologie* vom September 1961 in München, also während des IV. Internationalen Kongresses für Neuropathologie, zu eröffnen, sollen einige Worte dem nachstehenden Programm und den Referaten vorausgesetzt werden. Gleich eingangs möge nochmals mein tief empfundener Dank ausgesprochen werden all jenen Persönlichkeiten und Instituten, ohne deren Hilfe unser Symposion nicht möglich und nicht erfolgreich geworden wäre: der World Federation of Neurology und besonders deren Präsident, Dr. LUDO VAN BOGAERT, für die hilfreiche und finanzielle Unterstützung bei der Vorbereitung und Organisation — den Herren Organisatoren des IV. Internationalen Kongresses für Neuropathologie — Herrn Prof. H. SEDLMEIER, der uns sein neues, prächtiges Institut für Tierpathologie zur Verfügung stellte — den Acta Neuropathologica und deren Chefredakteur, Herrn Prof. SEITELBERGER, die sich zur Publikation bereit erklärten.

Dienstag, 5. 9. 1961

E. FRAUCHIGER, Bern: Einführung.

J. T. McGRATH, Philadelphia: Intracranial pathology of the dog.

F. MONTI, Torino: Esame della stazione eretta e dell'andantura nella neurologia animale.

H. LUGINBÜHL, Bern: Geschwülste des Zentralnervensystems bei Tieren.

B. SCHIEFER, München: Zur Morphologie experimenteller Hirntumoren.

T. MØLLER, Kopenhagen: On the pathogenesis of central nervous system changes in canine toxoplasmosis.

J. T. DONE, Weybridge: Some cases of cerebellar cortical sclerosis in pigs.

S. VAN DEN AKKER, Utrecht: Arnold-Chiari malformation in animals.

P. SOURANDER, Göteborg: Hereditary spinal ataxia in fox terriers.

J. R. M. INNES, Brookhaven: Delayed effects of localised X-irradiation of the nervous system of experimental rats and monkeys.

Mittwoch, 6. 9. 1961

L. Z. SAUNDERS, Philadelphia: Some hereditary neurologic diseases of animals.

E. DAHME, München: Pathologische Befunde an den Hirngefäßen bei Tieren.

I. ZLOTNIK, Edinburgh: The Pathology of Scrapie: A comparative study of lesions in the brain of sheeps and goats.

L. CL. SCHULZ, Hannover: Cytometrische und elektronenmikroskopische Untersuchungen zur Frage der Satellitose im Cortex cerebri der Vogeltiere.

K. POTEL, Leipzig: Blut-Hirnschranke bei tierischen Virusencephalitiden.

K. FISCHER, Riems: Viruslokalisation und histologische Veränderungen im Zentralnervensystem.

R. FANKHAUSER, Bern: Über Pacchionische Granulationen beim Tier.

K. V. JUBB, Guelph: Pathology of the hypophysis in animals.

J. H. WHITTEM, Alice Springs: Pseudolipidosis in calves.

J. R. M. INNES, Brookhaven: Occult endemic encephalitozoönosis of the central nervous system of mice.

Donnerstag, 7. 9. 1961

Der dritte Nachmittag war Demonstrationen und den Diskussionen gewidmet, die rege benützt wurden. Außerdem ergriffen das Wort Dr. PARRY und Frau Dr. BECK (über Scrapie), Prof. B. OSTERTAG (Tübingen) und Prof. H. PETTE (Hamburg).

Es mag für die Vitalität der Arbeitsgruppe für vergleichende Neuropathologie zeugen, daß schon 2 Jahre nach deren Gründung ein internationales Symposion abgehalten werden konnte, und daß dies während des Internationalen Neuropathologenkongresses möglich war, erfüllt uns mit Freude und Genugtuung, sind wir doch auf den engen Kontakt mit der humanen Neuropathologie angewiesen; aber auch das umgekehrte ist der Fall, weshalb der Wunsch angebracht sei, es möchte bei zukünftigen Kongressen der vergleichenden Neuropathologie innerhalb des Programmes eine entsprechende Zeit eingeräumt werden.

Der Sinn und die Bedeutung dieses ersten Symposions lagen darin, den Kontakt unter den Forschern auf diesem Gebiet persönlich enger zu gestalten, den Standort unseres Wissens darzustellen, um zu erkennen, wohin der Weg in der näheren Zukunft gehen soll. Aus diesen Gründen wurde das Programm weniger nach Tiefe und Höhe der Themata angelegt, als vielmehr nach der Breite, so daß nach Möglichkeit die wichtigsten Fragen unseres nach Problemen und Tierarten recht verschiedenen, aber reichen Materials zur Sprache kämen.

Unsere Hoffnungen sind weitgehend erfüllt worden und die Tagung ließ erneut erkennen, wo die Schwerpunkte der *vergleichenden* Neuropathologie liegen:

Sie hat es mit vielen Species zu tun, so daß die anatomischen und funktionellen Unterschiede zur denkenden Verarbeitung dargelegt werden; die Untersuchungsmethoden müssen recht verschieden von denen beim Menschen sein; nur-tierische oder artspezifische Nervenkrankheiten müssen noch eingehender ausgesondert werden; da bei nervenkranken Tieren der Ablauf zu bestimmter Zeit unterbrochen werden kann, werden wir eher als beim Menschen über die Pathogenese unterrichtet; es lassen sich Hinweise geben, welche Tierarten sich für experimentelle Zwecke besonders eignen; bei Wildtieren und Zootieren sind „natürlichere" Läsionen zu erwarten. Die vergleichende Neuropathologie muß in enger Verbindung mit der Gesamtmedizin, der Neurologie und der Psychopathologie bleiben.

Die Reihenfolge der nachstehenden Referate geschieht nach dem vorstehenden Programm. Der Vortrag von K. V. JUBB fällt aus, weil das Manuskript nicht eingeschickt wurde. Da die Übersichtsreferate von J. T. McGRATH und von L. Z. SAUNDERS sich für eine Zusammenfassung nicht gut eigneten, geben wir nur eine Inhaltsangabe. Die Anzahl der jeweils möglichen Abbildungen war beschränkt.

Der Sekretär
Prof. E. FRAUCHIGER

Bern, Neubrückstr. 10

Acta Neuropathologica, Suppl. I, 3—4 (1962)

From the School of Veterinary Medicine University of Pennsylvania

Intracranial Pathology of the Dog

By

JOHN T. MCGRATH

This paper proposes a review of intracranial lesions in the dog as observed at the School of Veterinary Medicine, University of Pennsylvania.

Congenital anomalies include hydrocephalus, cerebellar malformations, epilepsy, and miscellaneous malformations. Internal hydrocephalus was the most common congenital lesion encountered in the dog's brain. The clinical manifestations were variable and many cases were asymptomatic. The pathogenesis as described by RUSSELL, namely, (1) over-production of fluid by the chorioid plexuses, (2) obstruction of fluid flow at some points in the cerebrospinal fluid pathway (99 per cent of human cases), of (3) deficiency of fluid absorption, still needs evaluation in the dog. Cerebellar malformations characterized clinically by ataxia, asynergy, dysmetria, and tremor while not common in the dog were observed in 5 animals. The lesions, fundamentally those of hypoplasia or atrophy will be illustrated. Idiopathic epilepsy, which from the breed incidence suggests a congenital basis, will be discussed. Miscellaneous cases include one of bilateral symmetrical brain stem demyelination in a $7^1/_2$-month-old male Poodle with clinical signs of deafness, dropped jaw, and ataxia.

Traumatic injuries to the brain and meninges include comments on cerebral concussion, contusion, and cranial fractures. The rarity of acute or chronic subdural hematoma in the dog as compared to man should be noted.

Inflammatory and infectious diseases of the meninges and brain warrant a discussion of the rarity of primary meningitis in the dog. Lesions depicting the pathology of distemper, rabies, "old dog" encephalitis, cryptococcosis, and toxoplasmosis will be shown. A form of encephalitis which we designate as "nonspecific granulomatous encephalitis" will also be illustrated and discussed.

Neoplasms of the intracranial cavity constitute an incidence of 2.83 per cent. In 6,175 canine necropsies, 118 animals with primary neoplasms and 57 animals with secondary neoplasms were observed. The primary tumors include 3 cranial nerve tumors, 82 gliomas, 10 meningiomas, and 24 other space occupying lesions (1 dog with a cranial nerve tumor and a glioma). In the primary series, 63 Boxers and 22 Boston Terriers were involved. The age incidence ranged from 7 months to 17 years with 93 animals between 6 and 11 years of age. The various clinical signs and histologic types will be discussed and illustrated.

The secondary tumors (57) include 10 which originated from structures of the head and by extension compressed or infiltrated intracranial contents, and 47 which originated in other parts of the body and by hematogenous metastasis gained access to the intracranial cavity and its contents. In this latter group, the mammary gland was a common origin accounting for 12 metastatic adenocarcinomas and 2 osteosarcomas.

Metabolic and toxic lesions affecting the brain will be restricted to those related to anoxia, hypoglycemia, and kidney disease.

Cerebrovascular lesions include cases of infarction and hemorrhage. These cases will be discussed and illustrated.

Dr. J. T. McGRATH,
Prof. Path. Department, Veterinary School, University of Pennsylvania, Pa., U.S.A.

Acta Neuropathologica, Suppl. I, 5—8 (1962)

Clinica Medica Veterinaria dell'Universita di Torino
(Dir.: Prof. Dr. FRANCO MONTI)

Klinisch-neurologische Bedeutung
der Untersuchung von Haltung und Gang bei Tieren

Von

F. MONTI

Die Symptomatologie der Haltung und des Ganges nimmt in der neurologischen Untersuchung der Tiere einen hervorragenden Platz ein. Bei der aufmerksamen Beobachtung des Verhaltens der Tiere im Stand der Ruhe und in der Bewegung vermag der Kliniker sich über die Bewegungsstörungen Rechenschaft zu geben, die eine Großzahl der nervösen Erkrankungen begleiten. Die semiologische Auswertung dieser Störungen erlaubt oft eine gezielte Diagnosestellung, vor allem hinsichtlich der Topik des zugrundeliegenden Prozesses.

Der zur Verfügung stehende Raum erlaubt keine ausführliche Darlegung des ganzen Problems, so daß ich mich darauf beschränke, die für die Symptomatologie bezeichnendsten Punkte herauszustellen.

Untersuchung im Stehen. Das Tier wird in seiner vierfüßigen Stellung, gleichmäßig auf ebenem Untergrund plaziert, beobachtet, um eventuelle abnorme Haltungen deutlich zu machen. Man achtet darauf, ob die Stellung der Gliedmaßen regelmäßig ist, ob die Gliedmaßenachsen senkrecht stehen, ob die Standbasis verändert ist, ob das Tier ruhig und im Gleichgewicht dazustehen vermag oder ob es schwankt oder gar hinstürzt, ob es öfters die Stellung der Gliedmaßen ändert, um seine Standbasis zu verbessern und die Gleichgewichtslage zu erhalten. Natürlich läßt sich diese Untersuchung nur durchführen, wenn das Tier zu stehen vermag, also keine Lähmungen oder gewisse hochgradige Störungen des Allgemeinzustandes bestehen.

Wenn das Tier zu Beginn der Beobachtung liegt, wird man beachten, auf welche Weise es sich erhebt. Bei vollständiger Lähmung der Nachhand beispielsweise sieht man, besonders deutlich beim Pferd, wie das Tier sich auf den Vorderbeinen hochstützt, den Hinterkörper jedoch nicht nachzuziehen vermag und, nach wiederholten vergeblichen Versuchen, sich plump in Seiten- oder Brustlage zurückfallen läßt, mit unbeweglichen Hinterbeinen. Nachhilfe fruchtet nicht und das Stehen ist unmöglich.

Bei *Paraparesen* vermag das Tier nur mit Mühe aufzustehen. Rinder z.B. erheben sich nach Art der Pferde, d. h. stützen sich zuerst vorne hoch und ziehen nachher mit Mühe den Hinterkörper nach; oft vermögen sie sich auf diese Weise nur mit Unterstützung zu erheben. Das Stehen ist sichtlich erschwert; die Tiere halten sich mit halbgebeugten Hintergliedmaßen, bei Senkung von Becken und Rücken. Druck auf die Lendenpartie wird mit starkem Nachgeben beantwortet, d. h. die Muskelkraft in der Nachhand ist stark herabgesetzt.

Je nach der Schwere der Parese kann auch Schwanken der Nachhand und Schwierigkeit der Gleichgewichtserhaltung beobachtet werden.

Bei Kleinhirnläsionen treten typische Haltungsveränderungen auf: die Gliedmaßen werden stark auseinandergestellt, d. h. die Standbasis verbreitert. Es sind dann auch leichte Schwankungen des Rumpfes zu sehen, die an sich die Gleichgewichtslage nicht gefährden. Passives Dorsalwärts- und Nach-hinten-Bewegen des Kopfes beeinträchtigt gewöhnlich die Gleichgewichtslage und kann in einzelnen Fällen kapriolenartiges Stürzen nach rückwärts verursachen. Dieses für die Kleinhirnsymptomatologie bemerkenswerte Symptom konnten wir z. B. bei einem Hund und einem Kalb mit Kleinhirnveränderungen feststellen.

Die cerebellären Symptome werden durch Zubinden der Augen nicht verändert.

Im Stehen sind auch eventuelle abnorme Gliedmaßenstellungen zu beobachten, wie das Überkreuzen der Vorderbeine, das oft bei erhöhtem endokraniellem Druck vorhanden ist.

Außerdem bieten sich typische Gliedmaßenhaltungen bei peripheren Lähmungen dar, so bei der Radialislähmung die Halbbeugung der Vordergliedmaße mit Fußen auf der Zehenspitze oder auf deren Dorsalfläche, oder das Analoge an den Hintergliedmaßen bei der Femoralislähmung.

Untersuchung des Ganges. Dies kann geschehen, indem das Tier von einem Gehilfen auf Befehl umhergeführt wird, oder indem man es — dies trifft vor allem für die kleineren Arten zu — in einem geeigneten Raum oder Gehege frei laufen läßt.

Zuerst wird der Gang im Schritt und im Trab auf ebenem Grund, dann auch beim Auf- und Abwärtssteigen sowie das Rückwärtsgehen beobachtet. Bei Kleintieren, insbesondere dem Hund, kann auch das Treppensteigen in beiden Richtungen Aufschlüsse geben. Man achtet besonders auf folgende Punkte: a) Steigerung oder Behinderung des Anhebens der Gliedmaßen; b) Schrittlänge; c) unregelmäßiges Auffußen; d) gestörte Zusammenordnung der Gliedmaßenbewegungen mit resultierender Störung des Ganges (Inkoordination); e) Schwanken des Körpers und Tremor; f) Störung des Körpergleichgewichts: Schwanken, Stürzen, Schwierigkeit beim Aufstehen; g) Richtung des Gehens.

Außerdem wird auf die Art des Anhaltens aus vollem Gang heraus sowie auf die Reaktion gegenüber brüsken Richtungswechseln geachtet.

Die Prüfung des Ganges wird zusätzlich am Tier mit verschlossenen (bandagierten) Augen vorgenommen.

Der Gang ist eindeutig gestört bei Lähmungen, die bei Tieren häufig spinalen Ursprungs sind; das klinische Bild ist verschieden je nach dem Charakter der Läsion.

Bei leichten Paraparesen und Beginnstadien läuft das Tier ziemlich flüssig, doch beobachtet man eine Verminderung der Schrittweite und der Kraft der Hinterbeine, die weniger vom Boden abgehoben werden. Beim Auffußen strafft sich die Gliedmaße übertrieben stark, so daß der Gang hüpfend wird.

Bei schweren oder fortgeschrittenen Fällen ist der Gang weit weniger fördernd; das Tier geht zögernd und kommt nur mühsam vorwärts; die Füße lösen sich kaum vom Boden, streifen vielmehr mit der Zehenspitze oder geradezu mit dem Rücken darüber hin. Die Straffung der Gliedmaße beim Auffußen ist oft von deutlichem Einknicken gefolgt, wodurch der Hinterkörper stark nach beiden Seiten schwankt und nicht selten hinfällt.

Bei vollständiger Lähmung ist das Stehen unmöglich, das Tier liegt fest. Kleintiere (Hund) vermögen sich aber allein mittels der Vorderbeine fortzubewegen, indem sie den unbeweglichen Hinterkörper über den Boden nachschleifen.

Bei gewissen Formen von *Meningitis,* insbesondere bei Kälbern und Rindern, beobachtete ich außer den meningitischen Symptomen ein vermindertes Anheben der Vordergliedmaßen derart, daß die Zehenspitzen über den Boden schleifen und die Tiere zu stolpern drohen.

Bei der sogenannten *Pachymeningitis ossificans* im Lumbalabschnitt des Rückenmarks (Hund) ist die Nachhand rigide, der Gang unsicher und schmerzerregend (Wehklagen); oft stemmen die Tiere den Hinterkörper hoch und gehen fast ausschließlich auf den Vorderbeinen, während sie mit den hinteren nur sprungweise aufsetzen.

Ausgeprägte und typische Veränderungen des Ganges sind bei der *cerebellären Ataxie* zu beobachten: beim Angehen werden die Vorder-, oft auch die Hintergliedmaßen zu stark gehoben; die Schritte sind von ungleicher Länge und arhythmisch; der Gang ist ungeordnet, unsicher und schwankend, die Gehrichtung unregelmäßig (Zickzackgang); das Gleichgewicht instabil. Stürze erfolgen meist seitwärts, manchmal nach hinten (Kapriole). Der Verschluß der Augen verändert das klinische Bild nicht.

Bei *sensorieller Ataxie* (Läsionen in den sensitivo-sensoriellen Bahnen der Rückenmarkshinterstränge) verstärkt der Verschluß der Augen die Bewegungsstörungen.

Die vestibuläre Ataxie ist charakterisiert durch einen allgemeinen Verlust des Körpergleichgewichts und mehr als die Ataxie imponiert eine stets gleichsinnige Abweichung der Gangrichtung, d. h. z. B. Seitwärts- oder Rollbewegungen. Bei *Seitwärtsbewegungen* besteht die Tendenz, sich seitlich fortzubewegen, wie nach einer Seite gezogen, oft mit Neigung des Körpers nach eben dieser Seite. *Rollbewegungen* bestehen in Rotation des Körpers um seine Längsachse und sind meist verbunden mit Drehung des Kopfes und Halses. Sie werden vor allem bei Kleintieren beobachtet.

Seitwärts- und Rollbewegungen werden nicht nur mit Affektionen des Labyrinthes und der vestibulären Bahnen in Verbindung gebracht, sondern auch mit solchen des Kleinhirns und der Kleinhirnarme. Die Bewegung erfolgt gewöhnlich nach der Seite der Läsion hin.

Andere typische Abweichungen der Fortbewegungsrichtung sieht man bei den Manegebewegungen; die Tiere laufen in einem Kreis, dessen Durchmesser gleichbleiben, sich vergrößern oder aber verringern kann. Im letzteren Falle wandert das Tier auf stets sich verengerndem Raume, dreht schließlich an Ort, mit eingekrümmtem Körper, und stürzt endlich. Manchmal aber dreht es sich um sich selbst, wobei das innere Hinterbein den Drehpunkt bildet und die anderen drei die Laufbewegungen vollführen (Zeigerbewegung).

Die Manegebewegung wird etwa mit einseitigen Läsionen der Großhirnhemisphären in Verbindung gebracht (Herdsyndrom). Außerdem wird sie bei einseitiger Läsion der vestibulären Bahnen beobachtet. Oft ist seitliche Abbiegung des Kopfes damit verbunden. Unter die Störungen der Fortbewegungsrichtung werden auch die dranghafte Vorwärts- und Rückwärtsbewegung gerechnet. Solches sieht man beispielsweise bei Ziegen mit cerebraler Coenurose. Störungen des Bewegungsablaufs werden schließlich auch bei peripheren Lähmungen beobachtet.

Anhang. Mit einem Kinofilm werden eine Reihe von Störungen der Körperstellung und Fortbewegung demonstriert: 1. cerebelläre Ataxie (Kalb); 2. Manegebewegung (Kalb); 3. Abweichung des Kopfes, Überkreuzen der Vorderbeine, Manegebewegungen (Hund); 4. Paraparese (Hund); 5. Paraparese (Hund); 6. Paraplegie (Hund); 7. Meningitis (Rind); 8. Meningitis (Kalb).

Prof. Dr. Franco Monti,
Clinica Medica Veterinaria dell'Università di Torino, Torino, Italien

Acta Neuropathologica, Suppl. I, 9—18 (1962)

Aus der Abteilung für Vergleichende Neurologie (Prof. E. Frauchiger)
der Veterinär-ambulatorischen Klinik (Prof. W. Hofmann) der Universität Bern

Geschwülste des Zentralnervensystems bei Tieren*

Von
H. Luginbühl

Mit 6 Textabbildungen

In den meisten der mehr als 200 Veröffentlichungen der letzten 70 Jahre über Geschwülste des Nervensystems bei Haustieren wird einleitend auf deren große Seltenheit hingewiesen.

Auf Grund eigener Untersuchungen und solcher neueren Datums von anderen Autoren (Frauchiger u. Fankhauser 1957; Dahme u. Schiefer 1960; Mc Grath 1960) müssen wir annehmen, daß Tumoren des Zentralnervensystems, zumindest bei Hunden, welche im allgemeinen das physiologische Senium erreichen, in ähnlicher Frequenz und Variabilität vorkommen wie beim Menschen.

Nach den bis anhin erschienenen Arbeiten kann man sich schwerlich über Vorkommen, Biologie und Morphologie der Hirngeschwülste bei Tieren orientieren. Eine Erklärung liegt darin, daß den Autoren meist nur einzelne oder wenige Tumorfälle zum Studium zur Verfügung standen. Auch sind viele in der Literatur beschriebene Geschwülste des Nervensystems wegen ihrer komplexen und schwer verständlichen Morphe ungenügend oder falsch interpretiert, wobei die Namengebung außerdem uneinheitlich ist und sich an unterschiedliche Einteilungssysteme anlehnt. Diese Gegebenheiten stellen den Nutzen einer statistischen Auswertung der Literatur in Frage.

Der vergleichenden Tierneurologie und Neuropathologie erwächst die Aufgabe, eine breitere biologische Grundlage für das Spezialgebiet der Zentralnervensystemtumoren schaffen zu helfen.

Im Bestreben nach dem Vorbild von Bailey, Cushing, Hortega, Zülch, Kernohan und anderen, wenn auch in kleinerem Maßstab, eine Grundarbeit über Biologie und Morphologie der tierischen Hirngeschwülste zu schaffen, haben wir im Rahmen unserer Arbeitsgruppe die Bitte an Fachkollegen gerichtet, uns von Tieren stammende Tumoren zum Studium zu überlassen. Daraufhin wurde uns Material von über 250 Tumorfällen zur Verarbeitung zugesandt[1], wozu 80 eigene kommen. Der Dank an die Einsender soll hier kurz vorweggenommen und an anderer Stelle ausführlicher publiziert werden.

---

* Die Untersuchungen wurden unterstützt durch den Schweiz. Nationalfonds zur Förderung der wissenschaftlichen Forschung und durch Grant B 1916 des National Institute for Nervous Diseases and Blindness, Bethesda 14, Maryland, USA.

[1] Den nachfolgend angeführten Einsendern sei an dieser Stelle unser Dank ausgesprochen: Prof. van den Akker, Prof. Barboni, Dr. Beach, Dr. Beattie, Prof. Cohrs, Dr. Cotchin, Dr. Cottier, Dr. Dahme, Dr. Davies, Dr. Done, Dr. Dunn, Dr. Gellatly, Dr. Guazzi, Dr. Harding, Dr. Hartley, Prof. Hauser, Dr. Head, Dr. Howell, Dr. Innes, Dr. Jones (Boston), Dr. Jones (London), Dr. Jubb, Dr. Kennedy, Dr. Kersting, Prof. Köhler, Dr. Markson, Prof. Oettel, Dr. Osborne, Prof. Pallaske, Dr. Pilleri, Dr. Sandersleben, Dr. Saunders, Dr. Schiefer, Prof. Sedlmeier, Prof. Stünzi, Prof. Zülch.

Eine solche Grundlage kann vorderhand nur geschaffen werden durch das Studium vieler Neoplasmen nach einheitlichen Prinzipien, ihre vergleichende Betrachtung und Auswertung nach den Ergebnissen der menschlichen Hirntumorforschung. Auf diese Art können Verschiedenheiten im biologischen Verhalten, in Lokalisation, Architektur und in der Mesenchym- und Umgebungsreaktion festgestellt und ausgewertet werden. Diese Resultate müssen durch Angaben über Tierart, Rasse, Alter, Geschlecht und klinische Symptomatologie ergänzt werden, damit wir die Tumoren als biologische Einheit verstehen können. Aus zwingenden Gründen muß die morphologische Auswertung der Geschwülste den Hauptanteil der Erkenntnisse liefern, zumal gegenüber der beim Menschen oft jahrelangen neurologischen Beobachtung einschließlich aller Hilfsmethoden, die klinischen Möglichkeiten beim Tier bei weitem beschränkter sind. Ebenso fehlt die Stütze, welche dem Humanneuropathologen durch die statistische Erfahrung gegeben ist.

Der nachfolgenden übersichtlichen Darstellung von 330 Geschwülsten liegt das von ZÜLCH (1956) vorgeschlagene Einteilungsschema zugrunde. Zur Begründung der Zülchschen Klassifikation sei auf dessen Originalarbeiten hingewiesen und nur angedeutet, daß seine Einteilung der menschlichen ZNS-Tumoren nicht auf rein theoretischen, histogenetischen Kriterien beruht, sondern die Geschwülste als biologisches Phänomen zu erfassen versucht.

Die Klassifikation wird im folgenden nach der Mehrzahl der morphologischen Merkmale und nach der Bedeutung des Einzelmerkmals vorgenommen. Obschon wir uns bewußt sind, daß das Erkennen der mutmaßlichen Ausgangszelle und das Benennen des Tumors nach dieser für die Grundlagenforschung von größter Bedeutung ist, gruppieren wir die Geschwülste häufig durch Auswertung ihrer regressiven Veränderungen und an Hand von mesenchymalen Reaktionen. Würde man die sekundären morphologischen Merkmale nicht berücksichtigen, so könnte die Mehrzahl der ZNS-Geschwülste überhaupt nicht klassifiziert werden.

In den Tab. 1—4 wird eine zahlenmäßige Darstellung der Zugehörigkeit zu den einzelnen Tumorklassen von 330 Nervensystemtumoren bei Tieren verschiedener Species gegeben. Dazu muß bemerkt werden, daß für einige klassifizierte neuroepitheliale Tumoren differentialdiagnostisch die Einreihung in einer anderen Geschwulstklasse möglich wäre. Hier kann nicht auf diese Probleme eingegangen werden.

Diskussion einzelner Ergebnisse: Bei 160 der 183 geschwulstbefallenen Hunde ist das Geschlecht bekannt: 85 Geschwulstträger sind männlich, 75 weiblich. Die Rassenverteilung zeigt eine Dominanz brachycephaler Hunde, fallen doch 57 von 163 Geschwulstträgern bekannter Rasse auf kurzschädelige Typen. Auffälliger noch wird dies bei 62 von neuroepithelialen Tumoren befallenen Hunden. Der Anteil brachycephaler beträgt hier 40 Tiere oder 65% (30 Boxer, 10 Bulldoggen, Boston Terriers und Bullterriers). Diese Neigung bestimmter Hunderassen zu Gliombildung wurde von mehreren Autoren erwähnt und soll im Zusammenhang mit den Oligodendrogliomen noch einmal zur Sprache kommen. Auf spezielle Disposition anderer Hunderassen für bestimmte Hirntumoren kann an Hand des vorliegenden heterogenen Geschwulstmaterials nicht geschlossen werden.

Von 159 geschwulsttragenden Hunden bekannten Alters sind 19 (13%) junge Hunde (1—4jährig), 61 (38%) mittleren Alters (5—8jährig) und 79 (49%) alte Hunde (9—15jährig).

Die neuroektodermalen Geschwülste

Die der Ordnung *Medulloblastom* zugehörenden 8 Tumoren gleichen in der Mehrzahl ihrer morphologischen Merkmale menschlichen Medulloblastomen (Abb. 1). 6 haben ihren Sitz im Kleinhirn und 2 im vegetativen Nervensystem. Auch das Erkrankungsalter entspricht vergleichsweise demjenigen bei menschlichen Medulloblastomen (6 junge Tiere und eines mittleren Alters; in 1 Fall fehlt die Altersangabe).

Ähnlichkeit zu menschlichen *Spongioblastomen* haben 4 Geschwülste, von welchen 2 im Kleinhirn (Hund) und 1 im Opticus (Ziege) lokalisiert sind. In 1 Fall konnte der Sitz nicht in Erfahrung gebracht werden. Über diese Tumorklasse können wir zur Zeit noch nichts aussagen.

Mit 35 Fällen oder 35% aller neuroektodermalen Tumoren sind die *Oligodendrogliome* am stärksten vertreten. Während die Species Rind und Maus (vgl. Cottier u. Luginbühl 1961) je 1 Fall stellen, wurden bei Hunden deren 33 beobachtet. Mit einer Beteiligung brachycephaler Rassen von 27 Fällen oder 82% (23 Boxer, 2 Boston Terriers, 2 Bulldoggen) stehen diese weit an der Spitze. Andere Rassen sind nur durch einzelne Fälle vertreten. Auch bei Berücksichtigung

Tabelle 1

Tierart	neuroekto-dermale Tumoren	mesodermale Tumoren	ektodermale Tumoren	Teratom	Metastasen	Total
Rind	8	21	2		2	33
Pferd	2	6	5		1	14
Hund	69	49	28		37	183
Katze	4	40			8	52
Schwein	3	7				10
Schaf		5				5
Ziege	1					1
Maus	2					2
Ratte	2	3	7			12
Kaninchen, Hase		1		1		2
Goldhamster	1					1
Elefant		1				1
Huhn	8	1				9
Wellensittich			5			5
Total	100	134	47	1	48	330

der heterogenen Herkunft dieses Tumormaterials kann von einer ausgesprochenen Rassendisposition zur Oligodendrogliombildung gesprochen werden. Mit 3 Ausnahmen liegt das Erkrankungsalter zwischen 5 und 11 Jahren, umfaßt also Tiere mittleren und höheren Alters. Die Lokalisation von 32 Oligodendrogliomen (von 1 Fall konnte der Sitz nicht in Erfahrung gebracht werden) ergibt folgendes Bild: Frontal- und Riechlappen 12, Temporallappen und Piriformisgebiet 8, Hirnbasis und Hirnstamm 8, Occipital- und Parietallappen 4. Die Oligodendrogliome haben ihren Ursprung im Mark und zeigen eine starke Tendenz, die Hirnoberfläche zu erreichen. In 18 Fällen grenzt der Tumor an einen Seitenventrikel oder durchbricht dessen Ependym. Bei 12 Fällen ist das Tumorgewebe in die weichen Hirnhäute eingebrochen. Die Mehrzahl der morphologischen Merkmale stimmt mit denjenigen menschlicher Oligodendrogliome überein. Da an anderer Stelle über die Morphologie tierischer Hirntumoren eingehend berichtet werden soll, seien hier nur einzelne Charakteristica kurz angeführt. In den Hundeoligodendrogliomen

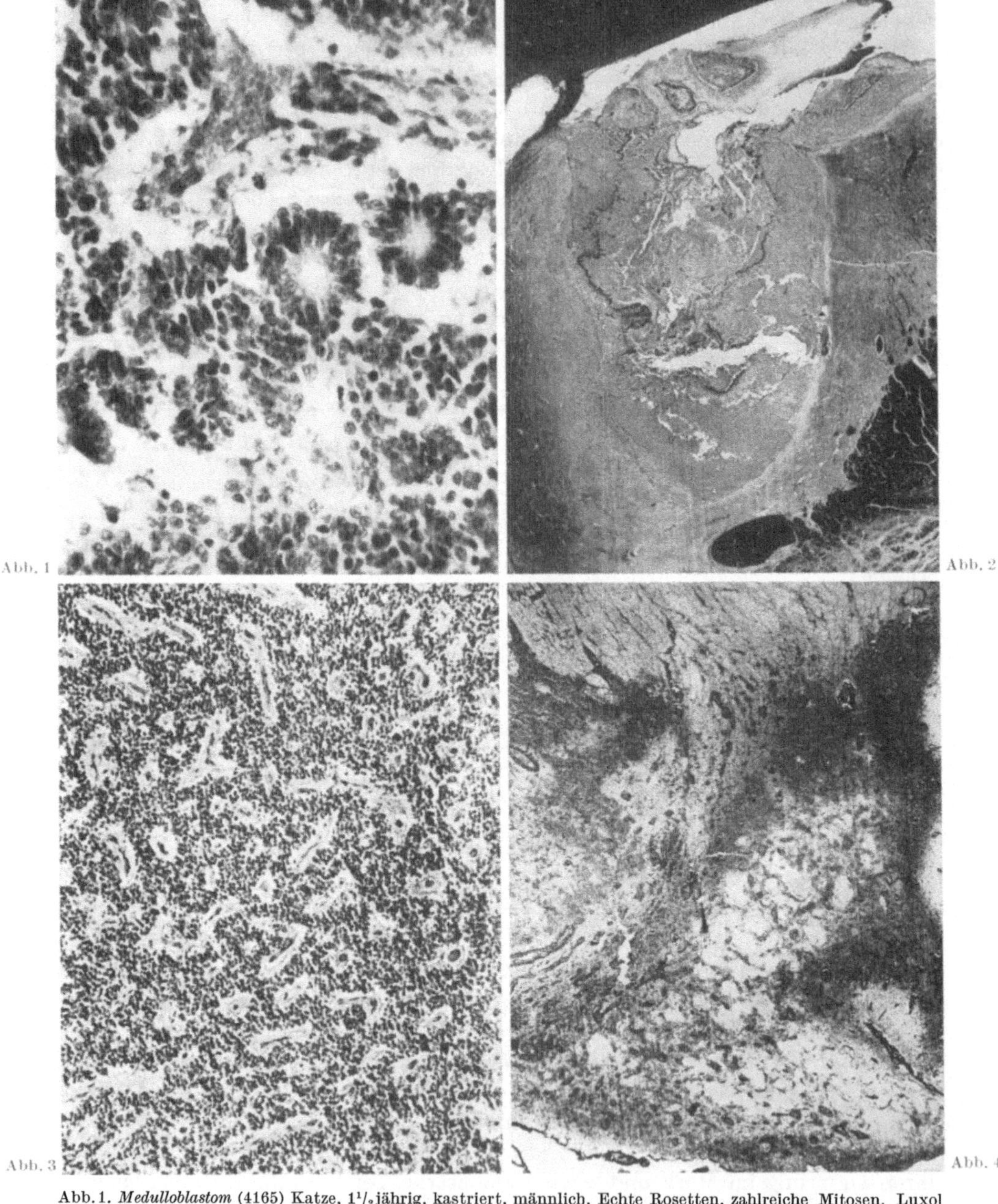

Abb. 1. *Medulloblastom* (4165) Katze, 1¹/₂jährig, kastriert, männlich. Echte Rosetten, zahlreiche Mitosen. Luxol fast blue-Kresyl. 440mal. Einsender: Dr. T. C. Jones, Angell Memorial Animal Hospital, Boston (A 55—565)

Abb. 2. *Oligodendrogliom* (4175) Boxer, 5jährig, männlich. Nucleus caudatus. Einbruch des Tumors in den Seitenventrikel. Gefäßwälle. Luxol fast blue-Kresyl. Übersichtsaufnahme. Einsender: Dr. T. C. Jones, Angell Memorial Animal Hospital, Boston (A 59—13)

Abb. 3. *Ependymom* (4173) Schäfer Bastard, 9jährig, männlich. Kernfreie perivasculäre Räume. Trichrom 120mal. Einsender: Dr. T. C. Jones, Angell Memorial Animal Hospital, Boston (A 58—494)

Abb. 4. *Reticuloendotheliose* (1778) Pferd, 7jährig. Linker Frontallappen. Periadventitielle und diffuse Wucherung reticuloendothelialer Elemente. Van Gieson. Übersichtsaufnahme. Eigener Fall

fallen mächtige Capillarwälle und Glomerulusbildungen auf, welche bald Verschleimungszonen, bald große Teile der Geschwulst vom benachbarten Nervengewebe abzugrenzen versuchen (Abb. 2). Verkalkungen fehlen. Metastasen auf dem Liquorweg werden häufig angetroffen.

Astrocytome kommen anscheinend seltener vor (Abb. 5). Von 5 untersuchten Fällen stammen 4 von Hunden (3 sind Vertreter brachycephaler Rassen) und 1 von einer Katze. Dem menschlichen Astroblastom vergleichbare Geschwülste fehlen bis jetzt.

Glioblastome wurden 10 mal beobachtet (5 Hunde, 3 Rinder, 1 Schwein, 1 Maus). Die Diagnose wurde an Hand des infiltrativ-destruktiven Wachstums, der Zellpolymorphie und durch Bewertung von sekundären morphologischen Merk-

Tabelle 2. *Neuroektodermale Tumoren*

Tierart	Medullo-blastome	Spongio-blastome	Oligoden-drogliome	Astro-cytome	Glio-blastome	sog. Hüh-ner-Gliome	unklass. Gliome	Epen-dymome	Plexus-papillome	Neuri-nome	Ganglio-cytome	Total
Rind	1		1		3		2	1				8
Pferd							1		1			2
Hund	5	3	33	4	5		7	3	7	1	1	69
Katze	1			1			1				1	4
Schwein	1				1		1					3
Ziege		1										1
Maus			1		1							2
Ratte							2					2
Goldhamster							1					1
Huhn						8						8
Total	8	4	35	5	10	8	15	4	8	1	2	100

malen (regressive Veränderungen, abnorm gebaute Gefäßwände, Blutungen) gestellt. Ein dem menschlichen Glioblastoma multiforme vergleichbarer Grad von Polymorphie wurde bis anhin nicht festgestellt.

Die in der Kolonne „*unklassifizierte Gliome*" aufgeführten Fälle sind Geschwülste, von welchen wir heute noch nicht wissen, wo wir sie bei größerer Erfahrung einteilen werden. Zwei ventrikelnahe Tumoren haben Ähnlichkeit zum Ventrikeltumor der tuberösen Sklerose des Menschen.

Bei Hühnern werden sporadisch *multiple gliomatöse Prozesse* im Gehirn angetroffen. Es sei hier auf die klassische Arbeit von JACKSON (1954) hingewiesen.

Wenn nur 4 *Ependymome* in der Tab. 2 aufgeführt sind, so muß der Vorbehalt gemacht werden, daß einzelne Oligodendrogliome und Glioblastome nach Sitz und Morphe auch dem Ependymom eigene Merkmale aufweisen (Abb. 3).

Die 8 Tumoren der Adergeflechte haben folgende Lokalisation: Plexus chorioideus der Seitenventrikel 2, des III. Ventrikels 3 und des IV. Ventrikels 3. Die

7 Hunde (4 Terrier, 3 verschiedene Rassen) mit *Plexuspapillomen* verteilen sich auf alle Altersklassen.

Neurinome. Ein in maligner Entartung begriffener großer Tumor im Gebiet eines Trigeminus (Hund) zeigt „sägeartige" Silberfasern, wie sie nach Zülch

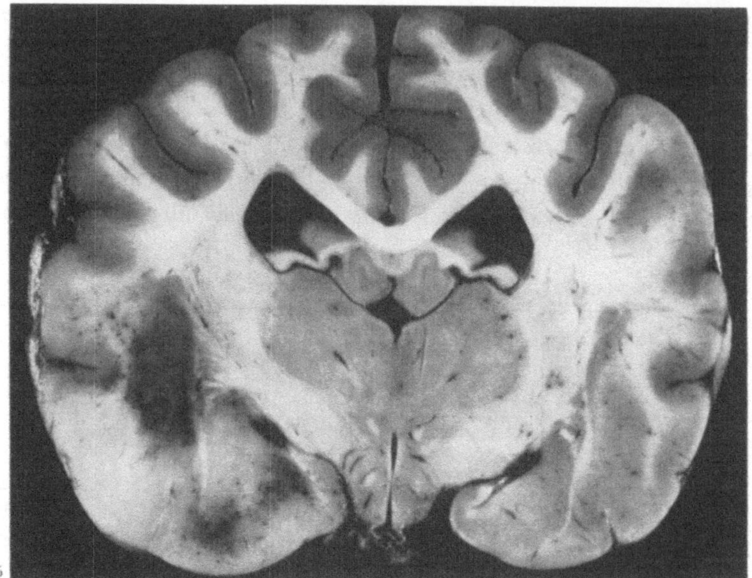

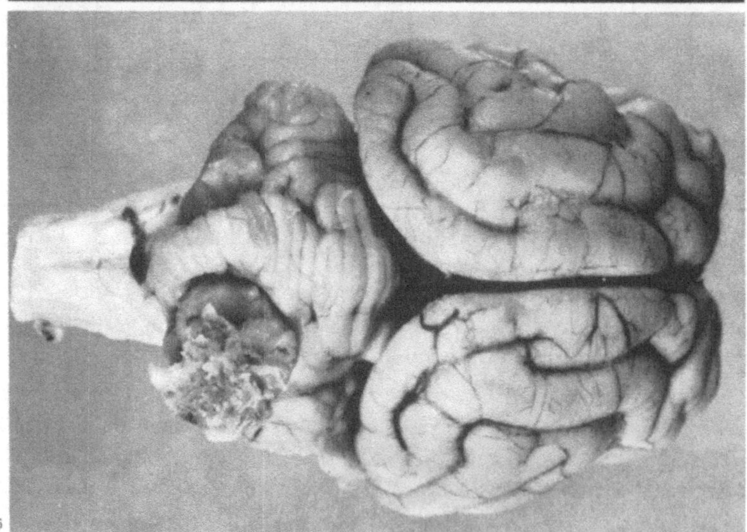

Abb. 5. *Astrocytom* (4055) Bulldog, 9jährig, männlich. Frontalschnitt durch Hypophysengegend. Tumor im Lobus piriformis rechts (links auf Bild). Volumenvermehrung, verstrichene Furchen, Blutungen. Eigener Fall

Abb. 6. *Meningiom* (3670) Katze, 14jährig, kastriert, männlich. Globoider Tumor über der rechten Kleinhirnhemisphäre. Eigener Fall

für Neurinome des Menschen typisch sind. Alle übrigen 18 Fälle von Geschwülsten kranialer und peripherer Nerven dürften sicher mesodermaler Herkunft sein und perineurale Fibroblastome genannt werden.

Gangliocytome kommen anscheinend sehr selten zur Beobachtung. Das Material von einem der 2 Fälle unserer Sammlung wurde uns von DAHME u. SCHIEFER überlassen und fand in deren Arbeit (1960) Verwendung.

Die mesodermalen Geschwülste

Meningiome sind die meistbeschriebenen und bestverstandenen intrakraniellen und intraspinalen Geschwülste bei Tieren. Mit 32 von 50 Fällen der vorliegenden Serie fällt den Katzen ein auffallend großer Anteil zu (Abb. 6). Diese Meningiome

Tabelle 3. *Mesodermale Tumoren*

Tierart	Meningiome	Gefäß-tumoren	perineurale Fibro-blastome	Sarkome u. Ret.endo-theliosen	Chondrom Lipom	Chordom	Total
Rind	1		7	13			21
Pferd		1		5			6
Hund	16	4	9	19		1	49
Katze	32	2	1	5			40
Schwein		1		4	2		7
Schaf	1			4			5
Ratte				3			3
Hase				1			1
Elefant			1				1
Huhn			1				1
Total	50	8	19	53	2	1	134

Tabelle 4

Tierart	Ektodermale Tumoren				Tera-tom	Metastasen					Total
	Chromo-phobe Hyp. ad.	Chromo-phile Hyp. ad.	unklass. ekto-dermale Tu-moren	Total		Versch. Ca.	Mamma Ca.	Regio ethmoi-dalis Ca.	Versch. Sar-kome	Mela-nome	
Rind		1	1	2		2					2
Pferd	4	1		5		1					1
Hund	24	4		28		10	13	9	2	3	37
Katze						1	3	2	1	1	8
Ratte	5	2		7							
Kanin-chen					1						
Wellen-sittich	3	2		5							
Total	36	10	1	47	1	14	16	11	3	4	48

verteilen sich auf Tiere aller Altersklassen, werden jedoch vorwiegend bei alten und sehr alten beobachtet. Vom Lokalisationsschema menschlicher Meningiome abweichend ist der häufige Sitz in der Tela chorioidea des III. Ventrikels. Meningiome, welche sich von der Pinealisgegend der Vena magna cerebri entlang bis zum vorderen Ende des III. Ventrikels hinziehen, wurden 18mal beobachtet (vgl. Luginbühl 1961). Ein Drittel dieser Fälle wies gleichzeitig auch Meningiome anderer Lokalisation auf. Morphologisch konnten, mit Ausnahme des angiomatösen, alle beim Menschen bekannten Gewebsbildner festgestellt werden.

Fehlbildungen und Neoplasmen von Hirn- und Rückenmarksgefäßen kamen 8mal (Pferd, Hund, Katze und Schwein) zur Untersuchung. Sie umfassen morphologisch ruhige telangiektatische *Hamartome*, ein *Kavernom* und *Hämangioendotheliome*. Bei 2 Hunden führten hamartoide Capillar- und Venenknäuel in der Hippocampusformation zu Massenblutungen.

Sarkome und Reticuloendotheliosen. Maligne mesodermale Neoplasmen wurden bei 54 Individuen 8 verschiedener Tierarten (maligne entartete perineurale Fibroblastome nicht eingerechnet) gefunden. Davon sind fast zwei Drittel Lymphome und Reticuloendotheliosen. Die Morphologie der granulomatös- und neoplastisch-reticuloendothelialen Prozesse ist den von Wilke (1950) beschriebenen menschlichen Fällen zum Teil vergleichbar (Abb. 4).

Zu den übrigen Geschwülsten (Tab. 4): Bei alten Pferden und Ratten werden häufig stark vergrößerte Hypophysen beobachtet. Eine Abgrenzung der Neubildungen von Hyperplasien ist vielfach nicht mit Sicherheit möglich. Eine von normalen Hypophysen abweichende Architektur verbunden mit polymorphem Zellbild kann unseres Erachtens als Tumor gewertet werden. Von den 46 Hypophysenadenomen wurden an Hand morphologischer Kriterien 10 als chromophil bezeichnet.

Ausgangsgewebe und Verteilung auf Tierarten von 48 *metastatischen ZNS-Geschwülsten* ist in der Tab. 4 ersichtlich.

Zusammenfassung

1. Der Verteilung von 330 tierischen NS-Tumoren auf neuroektodermale ($30^0/_0$), mesodermale ($41^0/_0$), ektodermale ($14^0/_0$) und Metastasen ($15^0/_0$), möchten wir die Auswertung von 6000 Fällen von Zülch (1960) gegenüberstellen. Diese ergibt folgende Werte für den Menschen: neuroektodermale $50,9^0/_0$, mesodermale $23,2^0/_0$, ektodermale $12,4^0/_0$, Metastasen $4,0^0/_0$, verschiedene raumbeengende Prozesse $5,8^0/_0$, unklassifizierte Blastome $3,7^0/_0$.

Von der Serie Zülchs sind $14^0/_0$ aller neuroektodermalen Tumoren Oligodendrogliome. Demgegenüber stellen diese beim Hund $48^0/_0$. Für den Menschen werden die Sarkome mit $2,7^0/_0$ aller intrakraniellen Tumoren angegeben, während diese $17^0/_0$ des tierischen Materials ausmachen.

Die Auswertung einer größeren Anzahl tierischer Tumoren wird wahrscheinlich ein anderes Verteilungsmuster ergeben.

2. Trotz der Hilfe eines der hervorragendsten Kenner der NS-Geschwülste und nach Anwendung der wichtigsten Färbetechniken könnten $15^0/_0$ der neuroektodermalen Tumoren nicht in eine der beim Menschen bekannten Gruppen eingeteilt werden.

3. Das relativ häufige Vorkommen von Gliomen — speziell Oligodendrogliomen — bei einigen brachycephalen Hunderassen wird bestätigt. Das Wesen dieses Zusammenhanges ist noch unklar.

4. Auf einzelne morphologische und lokalisatorische Unterschiede wurde hingewiesen. In zahlreichen Geschwülsten verschiedener Klassen finden sich perivasculäre und gefäßunabhängige Zellansammlungen im tumorumgebenden Nervengewebe, in der Randzone und im Innern des Tumorgewebes. Die Zellen dieser beim Menschen in Gangliocytomen und selten in Meningiomen und andern intrakraniellen Tumoren beobachteten Infiltrate sind morphologisch lymphoiden Elementen vergleichbar.

Anerkennung. Es bleibt mir die angenehme Pflicht, Herrn Prof. Dr. K. J. ZÜLCH, Direktor des Max Planck-Instituts für Hirnforschung, Köln-Merheim, für seine freundliche Hilfe bei der Interpretation schwieriger Tumoren zu danken.

Summary

1. Percentage-wise, the distribution of 330 tumors of the nervous system in animals was 30% neuroectodermal, 41% mesodermal, 14% ectodermal tumors, and 15% metastases. In 6000 cases of tumors in man explored by ZÜLCH (1960) the distribution was as follows: 50,9% neuroectodermal, 23,2% mesodermal 12,4% ectodermal tumors, 4% metastases, 5,8% various space-occupying processes, and 3,7% non-classified blastomas.

In the ZÜLCH series 14% of all neuroectodermal tumors are oligodendrogliomas. In dogs this percentage is 48. In man 2,7% of all intracranial tumors are found to be sarcomes, while in our animal material animals sarcomas occur at the rate of 17%.

Investigations of a larger number of animal tumors are likely to yield different rates of distribution.

2. Despite the assistance of one of the most eminent experts of tumors in the nervous system, and after application of the most important staining techniques, 15% of the neuroectodermal tumors could not be classified as belonging to any group known in man.

3. The relative frequency of gliomas—especially oligodendrogliomas—in certain brachycephalic canine breeds is confirmed. The character of this relationship is still obscure.

4. Several differences in morphology and location were pointed out. In numerous tumors of different classes perivascular and interstitial cell accumulations are to be found in the nervous tissue surrounding the tumor, in the border zones and inside the tumor tissue. Morphologically, the cells of these accumulations found in man in gangliocytomas and, rarely, in meningiomas and other intracranial tumors, resemble lymphoid elements.

Literatur

COTTIER, H., u. H. LUGINBÜHL: Oligodendrogliom des Großhirns bei einer weißen Maus. Acta neuropath. (Berl.) 1, 198—200 (1961).

DAHME, E., u. B. SCHIEFER: Intracranielle Geschwülste bei Tieren. Zbl. Vet.-Med. 7, 341—363 (1960).

FRAUCHIGER, E., u. R. FANKHAUSER: Vergleichende Neuropathologie des Menschen und der Tiere. Berlin, Göttingen, Heidelberg: Springer 1957.

McGrath, J. T.: Neurologic Eximination of the Dog. Sec. Ed. Lea & Febiger, Philadelphia 1960.

Jackson, C.: Studies in comparative Neuropathology. I. Gliomas of the domestic fowl: their pathology with special reference to histogenesis and pathogenesis, and their relationship to other diseases. Onderstepoort. J. vet. Res. 26, 501—597 (1954).

Luginbühl, H.: Studies on Meningiomas in cats. Amer. J. vet. Res. 22, 1030—1040 (1961).

Wilke, G.: Über primäre Reticuloendotheliosen des Gehirns. Mit besonderer Berücksichtigung bisher unbekannter eigenartiger granulomatöser Hirnprozesse. Dtsch. Z. Nervenheilk. 164, 332—380 (1950).

Zülch, K. J.: Die Hirngeschwülste in biologischer und morphologischer Darstellung. Zweite Aufl. Leipzig: Barth 1956.

—, Biologie und Pathologie der Hirngeschwülste. In: Olivecrona, H., u. W. Tönnis, Handbuch der Neurochirurgie, Bd. III, S. 1—702. Berlin, Göttingen, Heidelberg: Springer 1956.

—, The present state of the classification of intracranial tumors and its value for the neurosurgeon. Rev. bras. Cirurg. 40, 247—264 (1960).

Dr. H. Luginbühl,
Abteilung für Vergleichende Neurologie, Veterinär-Ambulatorische Klinik der Universität, Neubrückstraße 10, Bern, Schweiz

Acta Neuropathologica, Suppl. I, 19—25 (1962)

Aus dem Institut für Tierpathologie der Universität München
(Vorstand: Prof. Dr. H. Sedlmeier)

Zur Morphologie experimenteller Hirntumoren

Von

B. Schiefer

Mit 8 Textabbildungen

Die experimentelle Erzeugung von Tumoren mit chemischen Stoffen ist ein von der natürlichen, spontanen Entstehung einer Geschwulst grundverschiedener Vorgang. Dies gilt ganz besonders für das Hirn mit seiner geschützten Lage, welches traumatischen, chemischen oder chronisch-irritativen Einwirkungen der Außenwelt nahezu verschlossen bleibt [Zülch (1959)]. Dennoch erweist sich die experimentelle Geschwulsterzeugung als eine Möglichkeit, wenigstens annähernd jene Vorgänge nachzuahmen, wie sie sich bei der Entartung eines normalen Zellverbandes zur Geschwulst abspielen. Das Experiment stellt damit einen Versuch zur Klärung der Histogenese der Hirntumoren dar, wobei allerdings berücksichtigt werden muß, daß die histogenetische Deutung der Geschwülste wohl immer nur als eine Arbeitshypothese aufzufassen ist, die niemals behaupten will, daß die Geschwulstzellen nun auch tatsächlich aus den entsprechenden embryonalen Zellen entstehen [Zülch (1956b)]. Die von Oberling, Guerin u. Guerin (1936) zuerst durchgeführten Versuche zur experimentellen Erzeugung von Hirntumoren fanden in den folgenden Jahren zahlreiche Nachfolger, wobei mit den verschiedensten Carcinogenen gearbeitet wurde.

Unter den bisher vorliegenden Ergebnissen sind besonders die von Zimmermann u. Arnold (1941) interessant, da es nach diesen Autoren möglich gewesen sein soll, durch eine verschiedene Lagerung der carcinogenen Stoffe typische, der Lokalisation entsprechende, Hirngeschwülste zu erzeugen. Unter diesen experimentellen Tumoren sollten die meisten der spontanen Tumoren (Gliome) des Menschen vertreten sein.

Die von Zimmermann u. Arnold sowie Seligman u. Shear (1939) beschriebenen Tumoren sind nach den uns zugänglichen Veröffentlichungen in alle möglichen Tumorgattungen einzureihen. Das eigene Studium der Abbildungen und Beschreibungen, das natürlich nur ein beschränktes Gewicht hat, ließ jedoch bei manchen Fällen Fragen in der endgültigen Beurteilung der Diagnose offen. Aus diesem Grunde entschlossen wir uns — einer Anregung von Prof. Zülch, Köln, folgend — zu einer eigenen Untersuchung, um die entstehenden Veränderungen beobachten zu können.

Technik

Wir folgten zur Erzeugung der Hirntumoren der Pellet-Technik von Shear u. Lorenz und verwandten 20-Methylcholanthren zu unseren Versuchen. Die Technik der Pelletherstellung sowie die Operationstechnik wurden von uns bereits eingehend beschrieben [Schiefer (1958)], weswegen hier davon abgesehen werden kann.

2*

Ergebnisse

Von den bisher insgesamt 151 untersuchten Gehirnen der Tiere, die in das tumorfähige Alter kamen, d. h. der Tiere, die nach dem Auftreten des ersten (mesodermalen) Tumors mit 65 Tagen starben, erwiesen sich 13 als Tumoren neuroepithelialer Herkunft, 25 als Tumoren mesodermaler und 2 fraglicher Herkunft.

Über die Art der Verteilung orientiert Tab. 1.

Tabelle 1

A. Neuroepitheliale Tumoren	
1. Medulloblastom	1
2. a) Oligodendrogliome	4
2. b) Glioblastome	6
3. Astrocytom	1
4. Ependymom	1
B. Mesenchymale Tumoren	
Retothelsarkome	2
Sarkome (Fibrosarkome, Polymorphzellige Sarkome, etc.)	23
C. Tumoren fraglicher Herkunft,	
eventuell jedoch mesenchymal	2
	$\overline{40 = 26{,}4\%}$

Beschreibung der einzelnen Gruppen

A. Neuroepitheliale Tumoren. 1. Medulloblastom (Fall 90). Man erkennt an der Körnerschicht des Kleinhirns deutlich eine Infiltrationszone von Zellen, die in der Mehrzahl größer sind als die Körnerzellen. Die Zellkerne zeigen stark ausgeprägten Chromatinreichtum, das Zellplasma ist spärlich, die Gestalt der Kerne ist mehr oval bzw. rübenförmig. Zahlreiche Mitosen kennzeichnen das rasche Wachstum. Die Kerne ordnen sich gelegentlich zu Pseudorosetten (Abb. 1).

2. a) Oligodendrogliome (Fall 89, 164, 170, 335). In einem, in den einzelnen Fällen unterschiedlich ausgebreiteten, feinfädigen stromaarmen Netz liegen sehr kleine, meist isomorphe, dunkle Zellen. Das Netz erinnert stark an eine Wabenstruktur (Abb. 2). Das Stroma ist nur sehr gering ausgeprägt. Mitosen sind nicht selten. In der Randzone des Tumors finden sich gelegentlich atavistische Tendenzen der Mutterzellen: die Tumorzellen zeigen eine ausgeprägte Satellitenlagerung um die Ganglienzellen (Abb. 3).

2. b) Glioblastome — multiforme (Fall 62, 103, 168, 199, 325). Neben den unter 2. a) beschriebenen, sozusagen „reinen" Gliatumoren, zeigt sich bei sechs anderen Tumoren, ursprünglich wohl rein gliöser Natur, neben der kleinzelligen Komponente des Tumors eine teils streifenförmige Infiltration (im Silberbild: faserbildend) durch polygonale, meist jedoch längliche Zellen (Abb. 4), die an einigen Stellen die 30—40fache Größe des kleinzelligen Zelltyps erreichen (Abb. 5). Sie enthalten Vacuolen, Einschlüsse und Granulierungen. In der Mitte solcher Monstrezellverbände sind fast immer obliterierte oder funktionstüchtige Capillaren sichtbar. Mitosen sind allenthalben zu sehen.

3. Astrocytom (Fall 332). In unmittelbarer Nähe des Ventrikelbereiches breitet sich ein weitmaschiges, wabenartiges Zellnetz aus, in dem die Kerne als kleine runde Kugeln zu erkennen sind. Bei stärkerer Vergrößerung erkennt man, daß um die Kerne Cytoplasma gelagert ist, dessen strahlenförmige Ausläufer sich zu

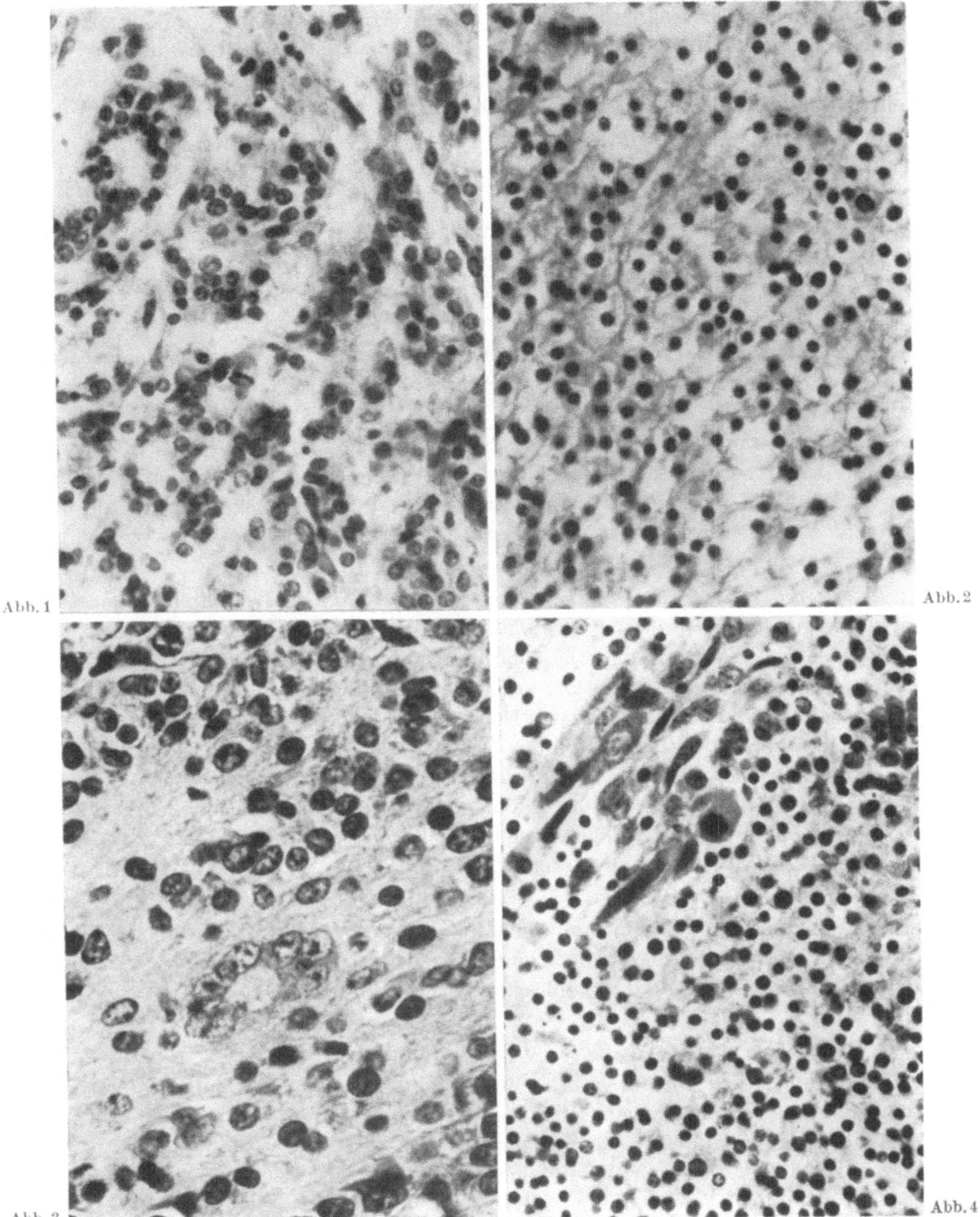

Abb. 1. Medulloblastom; ovale und rübenförmige Zellkerne mit einer Neigung zur Anordnung in Pseudorosetten, (90), HE, 400 mal

Abb. 2. Oligodendrogliom; Wabenbildung, (89), HE, 400 mal

Abb. 3. In der Randzone eines Oligodendroglioms zeigen die Geschwulstzellen gelegentlich eine Satelliten-Lagerung um Ganglienzellen, (164), HE, ca. 400 mal

Abb. 4. Glioblastom; im kleinzelligen Tumorbereich lösen sich von den Capillaren erste dysmorphe Zellen, (325), HE, 400 mal

dem beschriebenen Zellnetz verbinden. Die Architektur wird immer wieder unterbrochen durch eine mehr oder weniger verschleimende Umwandlung des Gewebes, teilweise werden die Zellkerne regressiv verändert und pyknotisch, teilweise reichen die verschleimenden Abschnitte bereits an eine Nekrose (Abb. 6).

4. Ependymom (Fall 191). Vom linken Ventrikel ausgehend zeigt sich ein Tumor mit anisomorphen, cytoplasmaarmen und chromatinreichen Kernen. Die Zellen sind gelegentlich in Streifen hintereinander gelagert (Abb. 7), ein Stroma ist nicht ausgeprägt. Der Tumor kann als ein ependymomartiger Tumor angesprochen werden. Er gleicht am ehesten dem von Zülch als Variante eines Ependymoms am Foramen Monroi veröffentlichten Fall [Abb. 233 in Zülch (1956b)].

B. Tumoren mesenchymaler Herkunft. Auf die mesenchymalen Tumoren, die teils (23 Fälle) als Fibrosarkome oder als polymorphzellige Sarkome mit angioplastischer Tendenz, teils (2 Fälle) als Retothelsarkome angesprochen werden müssen, soll in diesem Zusammenhang nicht näher eingegangen werden. Es muß aber betont werden, daß alle hier gesammelten Fälle intracerebral bzw. intrakraniell (Meningen!) ihr Wachstum als rein mesenchymale Tumoren begannen. Eine gliöse Komponente — auch eine reaktive Gliose — wird völlig vermißt.

C. Tumoren fraglicher Herkunft (Fall 147, 158). In beiden Fällen ließ sich eine nähere Bestimmung des Tumors nicht durchführen. Beide Gewächse sind gekennzeichnet durch große, hellblasige Zellkerne mit scharf konturierter Chromatinstruktur und nur gering ausgeprägtem Plasmasaum. Mitosen in großer Zahl sind vorhanden. Die Tumoren wachsen stark infiltrierend gegen Hirn bzw. Knochenkapsel vor und zeigen an der Grenze of größere Blutungen (vgl. Abb. 8). Im Silberbild fällt das Fehlen jeglichen Fasersystems auf. Wir möchten diese Tumoren — in Anlehnung an den von uns bei einem Schnauzer beobachteten Fall (709/58) am ehesten als einen bösartigen afibrillären Tumor retothelialer Herkunft interpretieren [vgl. Dahme-Schiefer (1960)].

D. Epitheliale Gewächse, wie wir sie in mehreren Fällen sahen, möchten wir als durch Verschleppung epithelialer Zellen in die Tiefe bei der Operation entstanden erklären. Sie stellen keine eigentlichen Neubildungen des Hirngewebes dar und finden daher keine weitere Erwähnung.

Diskusion

Wenn auch die von uns experimentell erzeugten Tumoren nicht immer mit den spontanen menschlichen Hirntumoren verglichen werden können, so läßt sich doch sagen, daß ihre Klassifizierung ebenso wie die der spontanen Hirntumoren bei Tieren entsprechend dem Schema von Zülch grundsätzlich möglich ist. Eigentümlich ist jedoch allen Gewächsen eine Anisomorphie der Zellen, zahlreiche Mitosen und eine oft lebhafte Reaktion des Stromas, Eigenschaften, die auf eine starke maligne Tendenz hinweisen. Das darf jedoch nicht weiter wundern, wenn man bedenkt, daß bereits die spontanen intrakraniellen Geschwülste der Tiere in der Mehrzahl maligner als die vergleichbaren Tumoren beim Menschen sind, während bei den experimentellen Tumoren der Dauerreiz durch das bis zum Tod an der Operationsstelle verbleibende Carcinogen weiterwirkt.

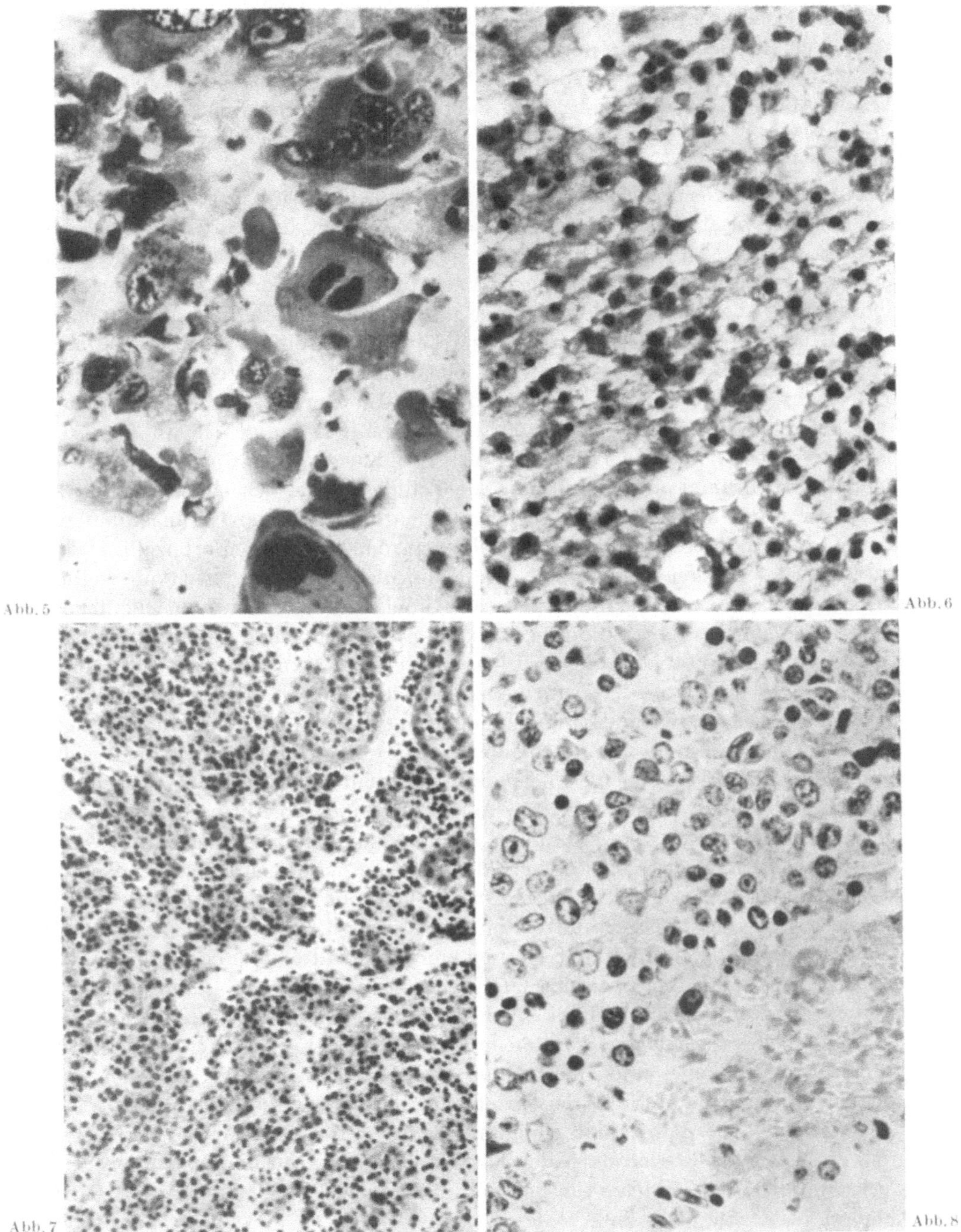

Abb. 5. Monstrezellen, die sich aus den um die Capillaren liegenden dysmorphen Zellen entwickelt haben, (325), Kresylviolett, 400 mal

Abb. 6. Astrocytom; Schleimige Umwandlung mit Mikrocysten, (332), HE, 400 mal

Abb. 7. Ependymomartiger Tumor (vgl. Text), (191), HE, 160 mal

Abb. 8. Afibrillärer, großzelliger Tumor mit zahlreichen Mitosen, RS-Tumor?, (147), HE, 400 mal

Eine zweite, sehr schwer zu beantwortende Frage ist die Entstehung der mesenchymalen Tumorkomponente in den zunächst gliösen Tumoren. Es handelt sich hier um eine Frage von fundamentalem Interesse: reizt ein neoplastisches Gewebe einen zweiten Gewebsanteil zum Tumorwachstum? Feigin u. Gross haben 1955 über drei Glioblastome beim Menschen berichtet, in denen nach Meinung der Verfasser aus den hyperplastischen Gefäßen Sarkome entstanden.

Zülch hat in seinen Ausführungen über die Glioblastome (1959) dargelegt, daß den Glioblastomen eine auffallende Beteiligung des Gefäßbindegewebes eigen ist. Wenn auch für die spontanen Glioblastome des Menschen nach Zülch ein echtes koordiniertes, selbständiges Wachstum des Mesoderms (im Sinne eines Gliosarkoms) abgelehnt werden kann, so müssen doch die Befunde an den spontanen Gliatumoren der Tiere mit ihrer starken Gefäßproliferation und das unter experimentellen Bedingungen geradezu „blastomatöse" Verhalten des Mesoderms in Betracht gezogen werden. Die mesodermale Wucherung, ausgehend von den Gefäßen, zeigt ein Bild, das dem monstrecellulären Sarkom gleicht und das Ausmaß eines selbständig wachsenden Gewebes hat. Kersting (1961), der die experimentellen Hirntumoren als heteromorphe Fehlregenerate bezeichnet, hat in der Zellkultur die Unterscheidung der spontanen multiformen Glioblastome des Menschen in monstrecelluläre adventielle Sarkome und polymorphzellige Glioblastome treffen können und weist darauf hin, daß Zimmermann (1955) bei der Explantation der experimentell erzeugten Glioblastome verschiedene Gliomtypen aus einem Tumor züchten konnte, was beim menschlichen Glioblastom nach Kersting nie der Fall ist. Man wird dennoch bei den experimentellen Tumoren die Frage stellen müssen, warum neben den histologisch bereits heteromorph erscheinenden Tumoren auch reine mesodermale oder gliöse Tumoren entstehen. Die Frage, ob nun das Carcinogen bei den multiformen Glioblastomen das Wachstum beider Gewebskomponenten hervorrief oder ob der gliöse Tumor „später" das Mesoderm stimulierte (im Sinne von Feigin u. Gross), bleibt weiterhin unklar.

Wenn Zimmermann u. Arnold der Meinung sind, daß — innerhalb gewisser Grenzen — die Lage des Pellet entscheidend für die Art des entstehenden Tumors ist, so muß natürlich auf die in dieser Aussage liegende Einschränkung besonders hingewiesen werden. Denn wenn bei einer Lagerung des Pellet im Kleinhirn ein Medulloblastom, bei occipitaler Lagerung ein Oligodendrogliom oder Glioblastom und bei ependymomärer Lagerung ein Ependymom entsteht, so kann doch wohl nicht gesagt werden, daß ausschließlich die Mutterzellen der Geschwülste unter den Einfluß des Carcinogens geraten müssen. Bei einem Vergleich der Größenverhältnisse von Pellet und Gehirn einer Maus ist es nicht möglich, von einer genauen Lokalisation im Sinne der einzelnen Zell- und Gewebsbezirke zu sprechen. Die experimentelle Hirntumorerzeugung allein vermag also keine eindeutigen Antworten auf die Fragen nach der Histogenese der Hirntumoren zu geben, so wertvoll die Einzelergebnisse für sich und im Vergleich mit den spontanen Hirntumoren bei Tieren auch sind.

Zusammenfassung

Durch Einführung von Pellets aus Methylcholanthren in das Gehirn von Mäusen und Ratten entstanden Hirntumoren, die der Einteilung von Zülch folgend klassifiziert wurden. Im einzelnen entstanden: Je ein Medulloblastom,

Astrocytom und Ependymom, 4 Oligodendrogliome, 6 Glioblastome sowie 25 Tumoren mesodermaler Herkunft. Die Angehrate war 26,4% (40 von 151 Tieren im tumorfähigen Alter). Auf die gewebliche Malignität der entstandenen Tumoren wird hingewiesen und die Frage der Entstehung des polymorphzelligen Sarkoms in Glioblastomen diskutiert.

Summary

By inserting methylcholanthrenepellets into the brains of mice and rats, tumors were produced which were classified according to the ZÜLCH system. After the 65th day (the day where the first mesodermal tumor occured) 151 animals died. Of these 40 (i.e. 26,4%) developped the following tumors: 1 medulloblastoma, 1 astrocytoma 1 ependymoma, 4 oligodendrogliomas, 6 glioblastomas, and 25 tumors of mesodermal origin. The histological malignancy of the tumors produced is pointed out, and the question of the development of polymorphcell sarcoma in glioblastoma is discussed.

Literatur

DAHME, E., u. B. SCHIEFER: Intracranielle Geschwülste bei Tieren. Zbl. Vet.-Med. 7, 341—363 (1960).

FEIGIN, I. H., and S. W. GROSS: Sarcoma arising in glioblastoma of the brain. Amer. J. Path. 31, 633—653 (1955).

KERSTING, G.: Die Gewebszüchtung menschlicher Hirngeschwülste. Berlin, Göttingen, Heidelberg: Springer 1961.

OBERLING, G., M. GUERIN et P. GUERIN: La production experimentale de tumeurs hypophysaires chez le rat. C.R. Soc. Biol. (Paris) 183, 152—154 (1936).

SCHIEFER, B.: Über die experimentelle Erzeugung von Gehirntumoren mit Methylcholanthren. Zbl. Neurochir. 18, 360—375 (1958).

SELIGMAN, A. M., and M. J. SHEAR: Experimental production of brain tumors in mice with methylcholanthrene. Amer. J. Cancer 37, 364—395 (1939).

ZIMMERMANN, H. M.: The nature of gliomas as revealed by animal experimentation. Amer. J. Path. 31, 1—30 (1955).

—, and H. ARNOLD: Experimental brain tumors. Cancer Res. 1, 919—924 (1941).

ZÜLCH, K. J.: Die Hirngeschwülste in biologischer und morphologischer Darstellung, 2. Aufl. Leipzig: Barth 1956a.

—, In OLIVECRONA-TÖNNIS: Hdb. der Neurochirurgie, 3. Bd. Berlin, Göttingen, Heidelberg: Springer 1956b.

—, Das Glioblastom, morphologisch und biologisch gesehen. Acta neurochir. (Wien) Suppl. 6, 2—30 (1959).

Dr. B. SCHIEFER,
Institut für Tierpathologie, Universität, 8 München 22, Veterinarstraße 13

Acta Neuropathologica, Suppl. I, 26—32 (1962)

From the Department of general pathology and pathological anatomy.
The Royal Veterinary and Agricultural College, Copenhagen

On the Pathogenesis of Central Nervous System Changes in Canine Toxoplasmosis

By
TAGE MØLLER

With 3 Figures in the Text

Introduction

Primary infection. Morphological, pathogenetical studies of acquired, acute toxoplasmosis in dogs have given fairly good indication for the primary infection being alimentary, enterogenous with complete or incomplete primary complex in the gastrointestinal tract and mesenterial lymph nodes (OLAFSON et al. 1942; SJOLTE 1947, 1948; GROCOTT 1950; JASPER 1951; MØLLER 1951, 1959; WALZL 1955).

The alimentary, enterogenous primary infection has been experimentally reproduced by feeding toxoplasma cysts to dogs. Inocula consisted of brains of mice with latent toxoplasmosis, experimentally transmitted from spontaneous cases of toxoplasmosis in dogs. The brains were deposited in gelatine capsules and fed to the dogs (MØLLER 1960).

Among the natural routes of infection in dogs also the transplacental infection, leading to congenital toxoplasmosis, should be considered (COLE et al. 1953, 1954).

The transplacental route of infection has been experimentally demonstrated by CHAMBERLAIN et al. (1953).

In a serological study of 1,034 dogs, all clinically suspected of toxoplasmosis, SCHELLNER et al. (1959) found $88^0/_0$ positive reactions in dye-test. The dogs were 569 pups or young dogs and 465 adult dogs. Of the 124 negative reactors $85.5^0/_0$ were pups or young dogs, while $14.5^0/_0$ were adults, indicating increasing degree of infection with increasing age. The acquired infection, judging from these results, is considered the most frequent type of toxoplasma infection in dogs.

Parasitemia. Following experimental, intravenous, intradermal and enterogenous infection in dogs, parasitemia could be demonstrated by inoculation into mice of full-blood from infected dogs. By intravenous inoculation in one dog LAINSON (1956) demonstrated parasitemia from 3 hours to 5 days following inoculation. After intravenous and intradermal symptom-free infection parasitemia disappeared 10—14 days following inoculation (JACOBS et al. 1955). Parasitemia was demonstrated 7 days following enterogenous infection (MØLLER 1960).

During the course of parasitemia the central nervous system (C.N.S.), as well as all the other organs are exposed to the risk of infection. According to case reports in the literature the C.N.S. is particularly predilected for establishment of the infection.

Morphological Changes Observed and Formal Genesis of Toxoplasmosis in the C. N. S. in Dogs

1. In histological studies of C.N.S. in dogs with acute, acquired toxoplasmosis it was possible for the author to observe the initial invasion of toxoplasma into C.N.S.

Toxoplasma which via the blood stream reach the C.N.S. arteriole-capillary venole system, enter (by active movements) into the endothelial cells of the blood vessels and proliferate (pseudocysts). By further proliferation the cells rupture, by which process many new toxoplasma penetrate the vascular walls and enter the Virchow-Robin space. From this position toxoplasma enter the nervous tissue through membrana limitans externa.

2. Studying experimental and spontaneous cases of toxoplasmosis in dogs the author has observed three morphologically different forms of toxoplasmosis in C.N.S.

a) Toxoplasma-filled cysts placed in the nervous tissue, causing no reactive changes (Fig. 1).

Toxoplasma which enter the nervous tissue, are preferably found in the superficial layers of

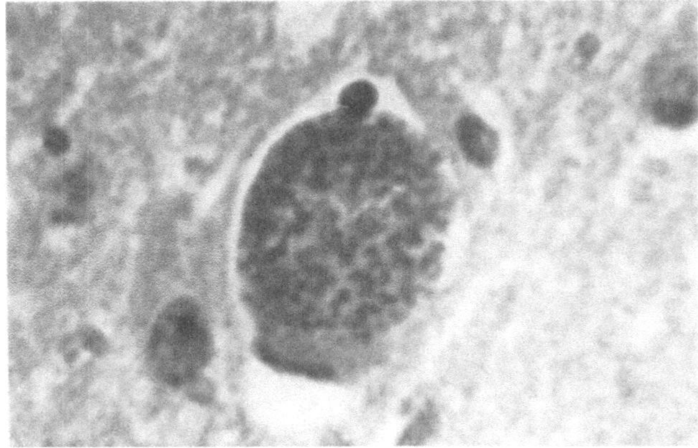

Fig. 1. Toxoplasma-filled cyst, causing no reactive changes. Iron-hematoxylin (F. C. C. Hansen) — v. Gieson stain. × 820

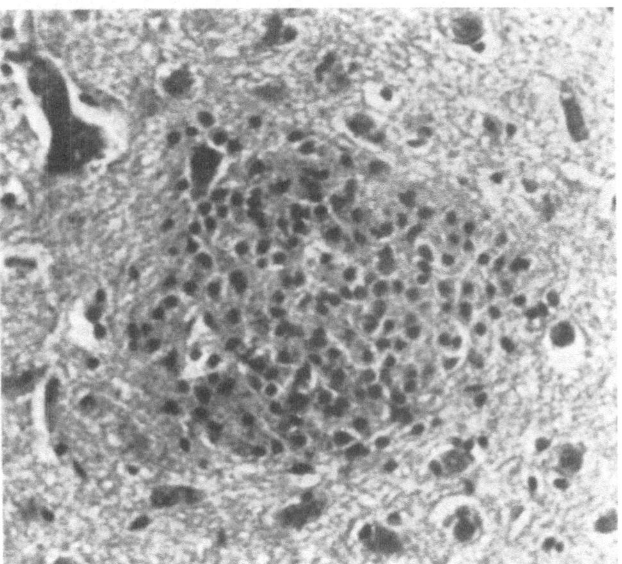

Fig. 2. Focal perivascular glia cell proliferation, "focal gliomatosis". Same staining as Fig. 1. × 380

the brain (cortex cerebri et cerebelli), where they penetrate the ganglion cells and glia cells and proliferate. The host cell then perishes, and the toxoplasma-colony is surrounded by a thin, argyrophilic membrane. A parasite-filled cyst has now developped.

b) Disseminated angiitis and periangiitis with focal perivascular glia cell proliferation, "focal gliomatosis" (Fig. 2).

These changes are found in all areas of the brain and spinal cord, however preferably localized to cortex cerebri et cerebelli. During the penetration of toxoplasma into blood vessels and invasion into the nervous tissue, degenerative, exudative and proliferative changes occur in blood vessels, meninges and nervous tissue (meningo-encephalitis).

In the acute phase of the infection serous exudation is found in walls of arterioles and venoles, and in the Virchow-Robin space, as well as focal, serous insudation in the nervous tissue adjacent to the infected areas of the blood vessels. In the serous-infiltrated foci in the nervous tissue are also seen regressive changes of ganglion cells and glia cells with a tendency towards necrobiosis and necrosis. Toxoplasma are found as single forms, and in active proliferation in vascular walls, in the Virchow-Robin space, and in the nervous tissue involved.

The alterative and exudative phase seems rapidly succeeded by proliferative processes. Endothelial proliferation may be found within the blood vessels. Outside the blood vessels cellular infiltrations of proliferated polyblasts, lymphocytes and some plasma cells occur. Submiliary nodules adjoining the affected blood vessels are found in the nervous tissue. These nodules mainly consist of proliferated, activated microglia cells. Toxoplasma are found intracellularly in the glia cells. Initiating development of the toxoplasma-cysts is frequently found in the periphery of the nodules.

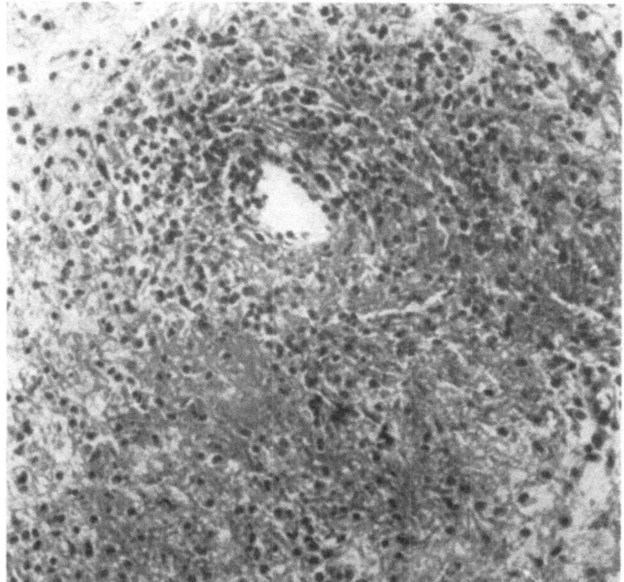

Fig. 3. Central area of a solitary necrosis. Note the heavily degenerated vessel wall. Same staining as Fig. 1. × 190

c) Solitary necroses (Fig. 3).

Macroscopically visible changes are present in this form.

A round necrosis, measuring about 5 mm in diameter, was found in the medulla oblongata in one of two cases examined by the author. In the other case an almost spherical necrosis, with a diameter of about 12 mm, was found superficially in one hemisphere involving the leptomeninges. The cut surfaces of the necroses were semi-dry, rubber-like and of a grey-red colour.

Histological examination of the necroses showed rather similar changes in the two cases. The central part of the necroses revealed blood vessels, the walls of which were heavily thickened as a result of diffuse fibrinoid degeneration (periodic acid-Schiff positive). The vascular walls showed necrobiotic changes, but no thrombosis. Fibrinoid exudate filled out the Virchow-Robin spaces and infiltrated the nervous tissue. The strongly acidophilic nervous tissue showed total demyelinization and total degeneration of the cells. The necrotic tissue was surrounded by a wide zone with severe circulatory disturbances, hemorrhages, fibrinoid exudation and edema perivascularly, and in the nervous tissue. The endothelium of the blood vessels was heavily swollen and slightly proliferated. Perivascular infiltrations of polyblasts, lymphocytes, plasma cells and microglia cells with phagocytized myelin, "gitter cells", were found. The nervous tissue showed severe demyelinization and degeneration of ganglion cells as well as pronounced infiltration of gitter cells. Large numbers of toxoplasma were found as single forms and intracellularly (pseudocysts) in microglia cells. In the case with necrosis in the cerebrum there was heavy infiltration of eosinophilic granulocytes.

The findings observed represent an acute inflammatory process dominated by alterative and exudative changes resulting in a coagulation necrosis of the nervous tissue. The fibrinoid degeneration and exudation as well as the demyelinization suggest an allergic-hyperergic inflammation.

On the Causal Genesis of the Different C.N.S. Changes Observed

ad 2. a) Toxoplasma-filled cysts with no reaction from the host organism were found in the two previously mentioned experimental dogs, in which enterogenous, primary infection was proved. In both of the 18-weeks old male dogs (litter mates) the infection ran a subclinical course apart from a slight rise in temperature on the 7th day after infection (39.2° and 39.4°C). Repeated serological examinations before the infection revealed negative dye-test and negative complement-fixation reaction[1]. On the 2nd and 5th days p.i. the sero-reactions were still negative. On the 8th day p.i. the dye-test was positive 1:250, Cpl. negative. Maximum titers, dye-test 1:1,250 (6,250), Cpl. 1:32 and 1:6,250, Cpl. 1:32 was reached on the 24th day p.i. 13 weeks p.i. both dogs were killed. Autopsy and histological examination revealed toxoplasma only in C.N.S.

A probable explanation of the fact that latent infection in the dogs was found in C.N.S., and in C.N.S. only, is given by FRENKEL (1949): The combat of the infection, running parallel with the formation of humoral antibodies, is least effective in C.N.S. on account of the difficulty for the humoral antibodies to penetrate the blood-brain-barrier.

ad 2. b) Angiitis, periangiitis, and focal gliomatosis in C.N.S. have been diagnosed in a number of examined cases of generalized toxoplasmosis in combination with distemper.

In the majority of cases the clinical diagnosis has been distemper with central nervous disturbances.

Gross pathological and histological examinations revealed generalized toxoplasmosis with acute, embolic-necrotic foci, primarily in lungs, liver, adrenals and lymph nodes as well as angiitis, periangiitis and focal gliomatosis in C.N.S. Histomorphological and histochemical examination of the necrotic foci in extraneural viscera proved that fibrinoid degeneration was involved in the formal

---

[1] The serological examination have been performed at the State Serum Institute, Copenhagen, by Drs. J. CHR. SIIM and K. AAGAARD, to whom I am most thankful.

genesis, which suggested that the host organism had become hyperergic and reacted anaphylactically (Møller 1959).

The diagnosis of distemper was made on the basis of a demonstration of characteristic cytoplasmatic inclusion bodies in the epithelial cells, mainly in trachea, lung and urinary bladder.

The course of a toxoplasma-infection is determined by the balance between quantity and virulence of the invading toxoplasma, and the resistance of the host organism (Frenkel 1956).

In dogs, reduced resistance due to distemper virus infection may be of decisive importance for the course of a simultaneous toxoplasma infection. The host organism apparently has difficulty in developing a solid immunity, but passes into an anaphylactical state. In extraneural viscera, where single forms of toxoplasma and their antigens contact humoral antibodies, an allergic-hyperergic inflammation is released. When the infection generalizes to C.N.S., the reaction in C.N.S. will mainly be of a productive nature (focal gliomatosis) in account of the blood-brain-barrier.

ad 2. c) In the examined material solitary, large necroses in C.N.S. were found in two dogs.

One of the dogs was a male Cocker Spaniel, 5 months old. At the age of 3 months, the dog was vaccinated against distemper and contagious hepatitis. It developped distemper when $4^1/_2$ months old. After 10 days of illness with fever, increasing respiratory distress, and during the last 2 days severe convulsions it was killed. Gross and histological pathology revealed acute, ulcerative gastritis caused by toxoplasma, and embolic-necrotizing toxoplasmosis in lungs and cortex cerebri, as well as serous, exudative pleuritis. Cytoplasmatic inclusion bodies in the epithelial cells of trachea, lung and urinary bladder proved that the dog suffered from a simultaneous distemper infection. Serological examination of exudate from pleura showed dye-test slightly positive 1:50.

The pathogenesis of the toxoplasma-infection appears to be a primary infection in the stomach with lympho-hematogenous generalization to lungs and C.N.S. The weak positive dye-test titer might suggest that the host organism, debilitated by the distemper infection, does not develop sufficient immunity, but reacts anaphylactically. Where toxoplasma during the parasitemia becomes localized in blood vessels in C.N.S., an acute allergic-hyperergic inflammation may occur, resulting in destruction of the blood-brain-barrier with development of large necroses in the nervous tissue.

The second dog was a 2-year old male Dachshund mongrel. After being attacked by a German Shepherd it showed nervous disturbances for 7 days, whereafter it was killed. It moved in circles to the left, howling and whining. Besides the necrosis caused by toxoplasma in medulla oblongata, no other changes, which might be due to toxoplasma, were found. A subacute bronchitis and cytoplasmatic inclusion bodies in the tracheal epithelium proved that the dog also suffered from distemper. Dye-test on a blood sample taken less than 24 hours post mortem was negative.

It may be assumed that toxoplasmosis in this case is a reactivation of a latent infection previously localized in C.N.S. In the causal genesis two factors may have been significant: Reduced resistance due to distemper and traumatic injury of medulla oblongata after the attack by the German Shepherd.

Summary

In case reports of spontaneous toxoplasmosis in dogs, lesions are frequently found in C.N.S.: Disseminated focal gliomatosis (WICKHAM et al. 1950; MØLLER 1951; FANKHAUSER 1952; YAMAMOTO 1955), and solitary or multiple large necroses (NICOLAU et al. 1935; MacINTYRE et al. 1948; FANKHAUSER 1950; FLIR 1954; WALZL 1955).

The changes and their formal genesis described by the author are almost parallel to the changes determined by KOESTNER et al. (1960) in histological examination of C.N.S. from 63 dogs with toxoplasmosis. 43 were experimentally infected, and 20 represented spontaneously occurring infections. In 47 dogs (74%) lesions caused by toxoplasma were found in C.N.S.

Reduced resistance of the host organism apparently is a decisive factor in the causal genesis of the severe degrees of changes in C.N.S. Various resistance-reducing factors may be involved, but a simultaneous infection with distemper virus occurs most frequently. Since 1955, 32 cases have been reported in the literature of toxoplasmosis in combination with distemper, whereas over the same period only 13 uncomplicated cases were reported.

According to KOESTNER et al. (1960) the age of the infected dogs played an important part with respect to frequency and degree of toxoplasma-lesions in C.N.S.

Zusammenfassung

Befunde spontaner Toxoplasmose bei Hunden berichten oft über Läsionen des Zentralnervensystems: disseminierte herdförmige Gliomatose (WICKHAM et al. 1950; MØLLER 1951; FANKHAUSER 1952; YAMAMOTO 1955) und einzelne und multiple große Nekrosen (NICOLAU et al. 1935; MacINTYRE et al. 1948; FANKHAUSER 1950; FLIR 1954; WALZL 1955).

Die vom Autor beschriebenen Veränderungen und ihre Formalgenese entsprechen fast den Veränderungen, die von KOESTNER et al. (1960) in histologischen Untersuchungen des Zentralnervensystems bei 63 an Toxoplasmose erkrankten Hunden festgestellt wurden. Bei 43 dieser Tiere wurde die Krankheit experimentell hervorgerufen, bei 20 handelte es sich um Spontaninfektionen. Bei 47 Hunden (74%) wurden durch Toxoplasma verursachte Läsionen im Zentralnervensystem vorgefunden.

Offensichtlich spielt das herabgesetzte Resistenzvermögen des Wirtsorganismus bei der Kausalgenese der schweren Veränderungen des Zentralnervensystems eine entscheidende Rolle. Verschiedene resistenzvermindernde Faktoren können daran beteiligt sein, doch ist die gleichzeitige Infektion durch das Staupevirus der häufigste. In der Literatur seit 1955 wird 32 mal über das gemeinsame Auftreten von Toxoplasmose und Staupe berichtet, jedoch nur über 13 Fälle von alleinigem Auftreten in derselben Zeit.

Nach KOESTNER et al. (1960) hat das Alter der infizierten Hunde hinsichtlich der Häufigkeit und Schwere der Toxoplasmaläsionen des Zentralnervensystems große Bedeutung.

References

CHAMBERLAIN, D. M., F. L. DOCTON and C. R. COLE: Proc. Soc. exp. Biol. (N.Y.) 82, 198 (1955).
COLE, C. R., D. M. CHAMBERLAIN, V. L. SANGER, J. A. PRIOR and R. L. FARELL: Proc.
      15th Int. Vet. Cong., Stockholm 1953, p. 401.
—, V. L. SANGER, R. L. FARELL and J. D. KORNDER: N. Amer. Vet. 35, 265 (1954).
FANKHAUSER, R.: Schweiz. Arch. Tierheilk. 92, 217 (1950).
—, Wien. tierärztl. Mschr. 39, 457 (1952).
FLIR, K.: Mh. Vet.-Med. 9, 197 (1954).
FRENKEL, J. K.: J. Amer. med. Ass. 140, 369 (1949).
—, Ann. N.Y. Acad. Sci. 64, 215 (1956/57).
GROCOTT, R. G.: Amer. J. trop. Med. 30, 669 (1950).
JACOBS, L., M. L. MELTON and K. M. COOK: J. Parasit. 41, 353 (1955).
JASPER, D. E.: J. Amer. vet. med. Ass. 118, 22 (1951).
KOESTNER, A., and C. R. COLE: Amer. J. vet. Res. 21, 831 (1960).
LAINSON, R.: Ann. trop. Med. Parasit. 50, 172 (1956).
MACINTYRE, A. B., D. J. TREVAN and R. F. MONTGOMERIE: Vet. Rec. 60, 635 (1948).
MØLLER, T.: Nord. Vet.-Med. 3, 1073 (1951).
—, Proc. 12th. Scand. Cong. Path. Bact., Göteborg 235, (1959).
—, Bull. l'off. Int. Epiz., 28th. Sess. Comm. no. 561 (1960).
NICOLAU, S., and L. KOPCIOWSKA: Bull. Soc. Path. exot. 28, 490 (1935).
OLAFSON, P., and W. S. MONLUX: Cornell Vet. 32, 176 (1942).
SCHELLNER, H., u. R. VOLLBRECHTSHAUSEN: Berl. Münch. tierärztl. Wschr. 72, 203 (1959).
SJOLTE, I. P.: Skand. Vet.-Tidskr. 37, 501 (1947).
—, Acta path. microbiol. scand. 25, 210 (1948).
WALZL, H.: Wien. tierärztl. Mschr. 42, 642 (1955).
WICKHAM, N., and H. R. CARNE: Aust. vet. J. 26, 1 (1950).
YAMAMOTO, S., K. ISHIDA, K. FUJIWARA, S. ITO and K. VEDA: Jap. J. vet. Sci. 17, 79 (1955).

Dr. T. MØLLER,
Department of General Pathology and Pathological Anatomy, The Royal Veterinary and
Agricultural College, Bülowsvej 13, Copenhagen, Denmark

Acta Neuropathologica, Suppl. I, 33—38 (1962)

Ministry of Agriculture, Fisheries and Food, Central Veterinary Laboratory, Weybridge,
England

Some Cases of Cerebellar Cortical Sclerosis in Pigs

By
J. T. DONE

With 6 Figures in the Text

While atrophizing sclerosis of the cerebellar cortex as a sequel to other pathological events is familiar in man, there are comparatively few reports of similar
conditions in the lower animals, though they are known to occur (FRAUCHIGER
and FANKHAUSER 1957); and FANKHAUSER (1961) has observed cases of severe
cortical cerebellar atrophy in cats and calves associated with inflammatory processes and their residua.

Our experience suggests that atrophic sclerosis of the cerebellar cortex in pigs
is not rare and the present paper presents four illustrative examples.

Case A

A Large White piglet approximately two months old, believed to be a recovered case of
Aujeszky Disease. When first seen two weeks previously the animal had shown ataxia, muscular tremors, posterior paresis and occasional epileptiform convulsions. The animal made an
almost complete clinical recovery and only very slight inco-ordination was present when it
was killed for pathological examination. Aujeszky virus was not recovered from the brain
or nasal mucosa, but the serum contained neutralizing antibody to Aujeszky virus and also
to Talfan virus.

Macroscopically there were no changes of note in the C.N.S. or elsewhere. Microscopically
there was little to excite comment in the spinal cord or dorsal root ganglia except for some local
amphicyte proliferation in the latter, but the brain showed evidence of a severe non-suppura-
tive encephalitis which appeared to be undergoing resolution. In the cerebrum there were foci
of necrosis in both the corpus medullare and cortex with associated microglial and perivascular round cell infiltration. No intracellular inclusions were seen either here or elsewhere in
the brain. In the mid- and hind-brains there was some focal microgliosis and perivascular
cuffing of the reactive rather than the degenerative type. In the cerebellum there was again
mild focal microgliosis with some vascular cuffing mainly in the meninges, but in addition a
severe sclerotic/atrophic process involving the folia of the anterior two-thirds of the organ.
As in the other cases to be described the distribution could be most clearly seen in a median
sagittal section of the vermis but the lateral lobes were similarly affected. The process was
characterized by marked diminution in number and loss of staining affinity of the granule
cells, degeneration of Purkinje cells and the formation of glial shrubwood in the molecular
layer of the cortex. The Purkinje cells, although numerically less affected than the granule
cells, showed more distinctive change; most of the Purkinje cells in affected folia were shrunken to some degree and a number showed typical hypoxic or ischaemic change with baso-
philia, swelling, fragmentation, and calcification and/or ferrugination of their dendrites.
Though there was a tendency towards a laminar arrangement of the proliferating microglia
in the molecular layer it formed denser accumulations around such degenerating dendrites.

Cells showing necrobiotic change were present in non-sclerotic folia, but the transition
from markedly affected to relatively normal tissue was fairly sharp so that the cortex on one
side of the central white matter might be grossly normal and on the other side markedly
atrophic. Though there was no apparent relationship between the severity of the sclerosis

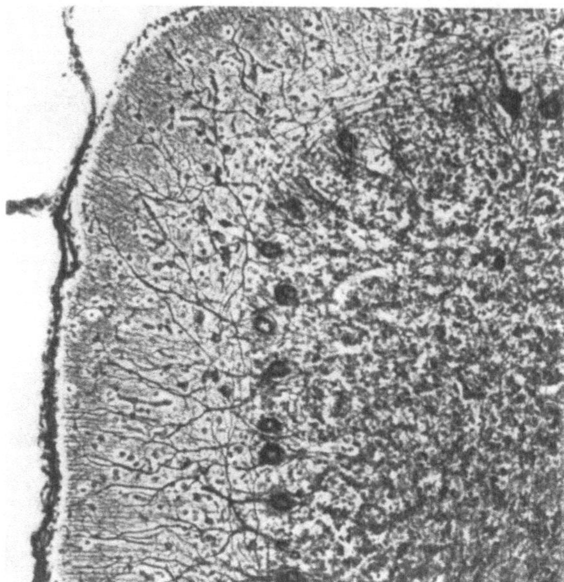

Fig. 1. Case B. Tip of folium from posterior vermis, showing relatively normal cortical architecture. Cajal's pyridine silver method for the cerebellum. × 100 approx.

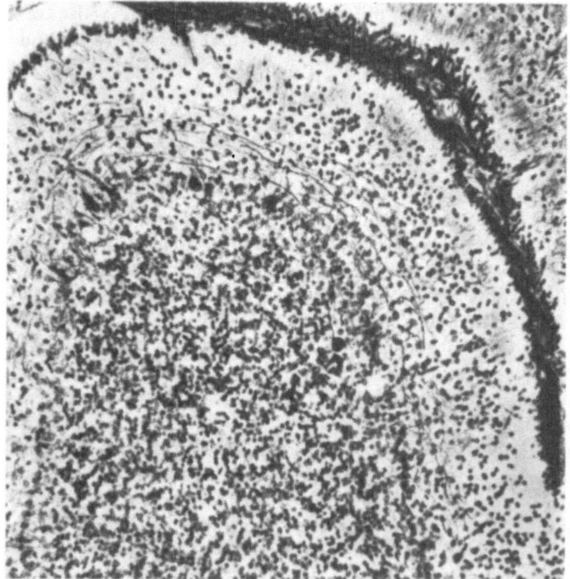

Fig. 2. Case B. Tip of folium from severely affected part of vermis showing loss of some granule cells and almost all Purkinje cells, though the tangential fibres are preserved. Cajal's pyridine silver method for the cerebellum. × 100 approx.

and the amount of intercurrent inflammatory reaction, staining for reticulin revealed a considerably higher incidence of fibro-reticular processes in sclerotic areas. Within the white matter of affected folia there was fragmentation and loss of nerve fibres with some torpedo formation, together with beading and thinning of myelin.

Case B

A piglet approximately 1 month old submitted in a state of collapse with a diagnosis of inclusion body rhinitis.

Histological examination, showed small foci of microglia in both the brain and the spinal cord with a mild vascular reaction in a few vessels only. There were only traces of meningeal infiltration over the corpora quadrigemina but the chorioid plexus of the fourth ventricle contained conspicuous accumulations of round cells with a small proportion of polymorphs. In the cerebellum there was a severe cortical sclerosis affecting the anterior two thirds, the most severe lesions occurring in the centre of the organ close to the white matter while the more superficial folia were relatively spared.

The changes were similar to those in case A but locally more severe with a greater proportional loss of both granule and Purkinje cells. In sections stained by pyridine silver (Fig. 1 and 2) a range of damage was apparent; in some cases empty baskets marked the site of vanished Purkinje cells, but in some places the basket fibres had disappeared and even the tangential fibres were in process of disintegration. In some affected folia there was an apparent irregularity in the arrangement of the Purkinje cells as though some of them had been dragged into the granular layer. Macrophages containing fat droplets were visible in some glial shrubs but there was little evidence of demyelination of affected laminae. Fibroglial proliferation was apparent in the granular layer of affected folia especially in the centre of the section closest to the white matter.

There was no apparent relationship between the distribution of meningeal infiltration and cortical sclerosis.

Case C

A six weeks old pig weighing only 2.5 kilograms. No history of nervous disease was given.

Microscopically there was fairly slight round cell infiltration around a few vessels in the cerebrum and mid brain and some symmetrical loss of myelin in the dorsal funiculi of the spinal cord. In the cerebellum there was an area of cortical sclerosis affecting almost the whole of the anterior part (Fig. 3). The affected area was abruptly demarcated from the relatively normal posterior part and showed more severe changes than either of the two previously cases especially at the centre where almost all nerve cells were in process of dissolution (Fig. 4). The acuteness of the process was suggested by the absence of calcification or ferrugination of the degenerating dendrites. Affected folia showed more fibro-reticular activity than relatively normal areas though there was no sign of vascular disease. Within the white laminae of affected folia there were a number of intracytoplasmic aggregations of bodies resembling colonies of *Toxoplasma gondii*, but a firm diagnosis of toxoplasmosis was not made in the absence of a positive biological test.

Case D

A ten-week-old pig with a history of progressive loss of balance, the animal tending to tumble over in a forward direction. Macroscopically there was a profuse purulent exudate in

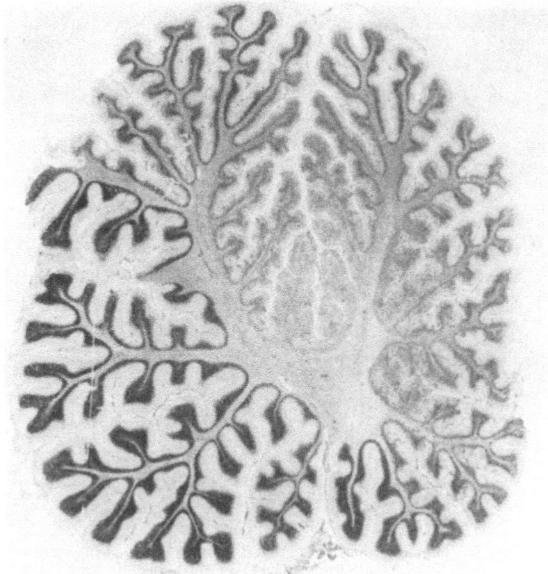

Fig.3. Case C. Median sagittal section of cerebellar vermis, showing marked loss of nerve cells in the anterior part. The loss is most severe close to the central white matter. Thionin. × 3.5 approx.

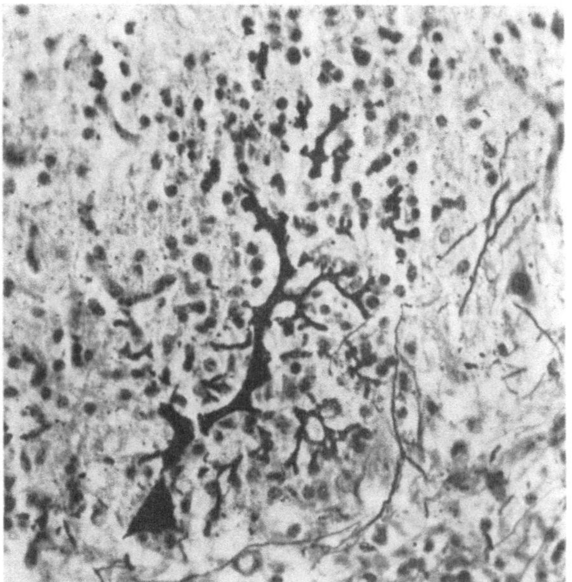

Fig.4. Case C. Cerebellar vermis. Swelling and fragmentation of dendrites of a Purkinje cell and microglial shrubwood in the molecular layer. Romanes. × 250 approx.

the fourth ventricle and over the posterior surface of the cerebellum and hind-brain, with a moderately severe hydrocephalus especially affecting the lateral ventricles. Culture of the exudate in the fourth ventricle yielded a profuse growth of a streptococcus of Lancefield's group C.

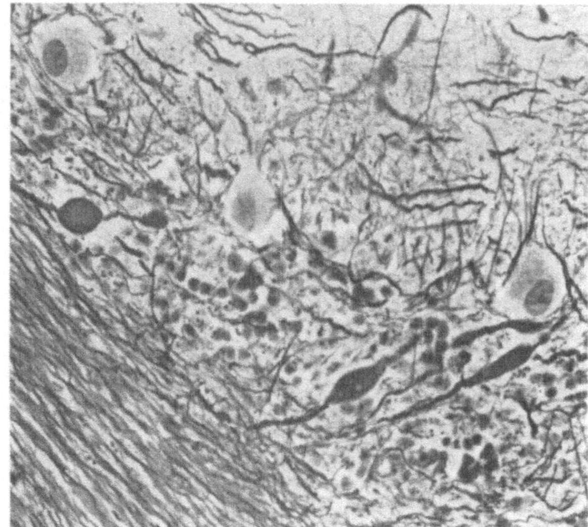

Fig. 5. Case D. Affected part of cerebellar vermis, showing torpedo formation on the axons of Purkinje cells. Romanes. × 250 approx.

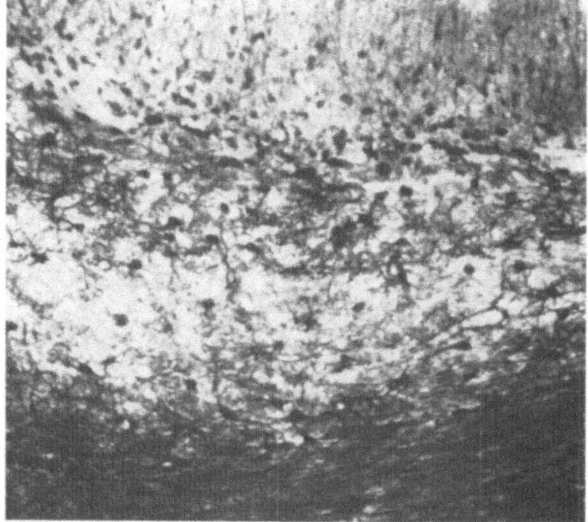

Fig. 6. Case D. Affected folium of cerebellar vermis, showing fibroglial proliferation in the abaxial part of the granular layer. Cajal's gold sublimate. × 200 approx.

Microscopically there was a subacute purulent chorioiditis and a granulating ependymitis affecting the whole ventricular system with some involvement of the periventricular and periaqueductal nervous tissues. Gram-positive diplococci and short-chain streptococci were present in large numbers in the exudates, mainly within macrophages.

Though there was little direct extension of the purulent process to the nervous tissue proper there was marked cerebellar cortical sclerosis affecting the whole of the anterior part and a narrow band of the posterior part where it forms the roof of the fourth ventricle. Affected folia were not only sclerotic but also markedly shrunken suggesting that the atrophic process had been going on for some time. This was borne out by the extensive calcification of dendrites and torpedo formation on the axons of degenerating Purkinje cells (Fig. 5) and also by the large accumulations of lipids not only in the glial shrubs but also within macrophages in the interfoliar clefts, and by the well-marked demylination of affected laminae. Fibroglial proliferation was also present in the granular layer of affected folia in this case (Fig. 6).

Discussion

Although all the animals comprising this series apparently had a different primary affection of the central nervous system, they all shared a common lesion of the cerebellum characterized by an atrophic sclerosis of the cortex more or less confined to the part anterior to the central white matter. In each case this lesion occurred only in the cerebellum and bore no obvious spatial relationship to the intercurrent disease though, as might be expected, there was some increased fibro-reticular activity in affected areas.

The disease process was of the same type in each case and it seems reasonable to interpret case C and case D as the most and least acute stages respectively in a progressive syndrome suggestive of the sequelae of hypoxia or ischaemia resulting from vascular crisis. In the absence of significant demonstrable vascular disease within the affected areas it must be assumed that the crisis was extrinsic in origin but local in extent since, unless it is postulated that the anterior part of the pig's cerebellum has a special vulnerability it must be expected that similar hypoxic/ischaemic lesions would have been found elsewhere in the C.N.S. had the vascular disturbance been general.

The most reasonable hypothesis to explain the type and distribution of the lesions would appear to be the occurrence of temporary stenosis or occlusion of the arterial supply to the parts, especially the anterior cerebellar artery. LINDEN-BERG's (1955) explanation of the selectivity of hypoxic lesions on the basis of the local pressure which some arterial systems undergo under conditions of increased intracranial pressure seems applicable here. In his view arteries running close to the edge of the tentorium (as the anterior cerebellar of the pig) and terminal branches supplying the depth of the sulci are especially vulnerable. In the cases presented the area affected corresponds to a region of higher vulnerability and in at least one of the four cases there is good reason to believe intracranial pressure was higher than normal.

Summary

Brief descriptions of four cases of naturally-occurring atrophic sclerosis of the cerebellar cortex in young pigs are presented.

The condition was characterized by anoxic changes in and progressive loss of Purkinje and granule cells with astroglial proliferation in the later stages. Though the distribution of lesions was not completely uniform the folia anterior to but close to the central white matter of the cerebellum were constantly the most severely affected.

All four pigs showed histological evidence of intercurrent disease of the central nervous system, though of a different type in each case, and no specific localizing clinical signs were reported.

It is believed that the lesions might be explicable as the sequelae of temporary stenosis or occlusion of parts of the arterial system which, by virtue of their position, are particularly vulnerable to increased intracranial pressure.

Zusammenfassung

Vier Fälle von natürlich auftretender atrophischer Sklerose der Kleinhirnrinde bei Ferkeln werden kurz beschrieben.

Die Befunde waren durch anoxische Veränderungen und fortschreitenden Schwund der Purkinje- und Körnchenzellen, im späteren Stadium auch durch Wucherung der Astroglia gekennzeichnet. Wenn auch die Verteilung der Läsionen in den einzelnen Fällen nicht vollkommen gleich war, so waren doch immer die vorderen Windungen des Kleinhirns bis an die zentrale weiße Substanz heran am schwersten betroffen.

Bei allen vier Ferkeln konnte histologisch eine interkurrente Erkrankung des Zentralnervensystems nachgewiesen werden, obwohl diese von Fall zu Fall verschieden war und keine spezifisch lokalisierbaren klinischen Symptome festgestellt wurden.

Es wird angenommen, daß die Läsionen als Folgeerscheinungen einer temporären Stenose oder eines temporären Verschlusses solcher Teile des des arteriellen Systems erklärt werden könnten, die infolge ihrer Lage durch erhöhten intrakraniellen Druck besonders störbar sind.

Acknowledgements. To my colleagues who made available the pathological material. To N.M. Lacey who made most of the histological preparations and to R. Sayer who prepared the illustrations.

References

Fankhauser, R.: Personal communication (1961).

Frauchiger, E., u. R. Fankhauser: Vergleichende Neuropathologie des Menschen und der Tiere, p. 240. Berlin, Göttingen, Heidelberg: Springer 1957.

Lindenberg, R.: J. Neuropath. exp. Neurol. 14, 223 (1955).

Mr. J. T. Done,
Ministry of Agriculture, Fisheries and Food, Central Veterinary Laboratory, New Haw, Weybridge, England

Acta Neuropathologica, Suppl. I, 39—44 (1962)

From the Veterinary Pathological Institute, State University Utrecht

Arnold-Chiari Malformation in Animals

By

S. van den Akker

With 4 Figures in the Text

Introduction

Although many cases of the Arnold-Chiari malformation have been reported in man, only a few cases of this condition have been described in animals. In 1952 Frauchiger and Fankhauser described for the first time in a calf this congenital malformation in which parts of cerebellum and medulla oblongata are displaced into the spinal canal. This condition was also described by Cameron and Hill (1955) in a newborn baboon, and by Gellatly (1957) and Fankhauser (1959) in a piglet. In all these four cases spina bifida was also observed.

In man this malformation is seen as well in young children as at a more advanced age. It is often accompanied by spina bifida and/or hydrocephalus. A more or less separated group seems to be formed by cases occurring in older children and adults in which there is basilar impression and platybasia. Due to malformation of the bones round the foramen occipitale and of the first vertebrae the size of the posterior cranial fossa may be reduced, causing protrusion of the hindbrain through the foramen magnum.

There are several theories about the pathogenesis of the malformation of Arnold-Chiari.

The oldest hypothesis (Chiari 1891; Gardner and Goodall 1950) suggested that the displacement of the rhombencephalon is the result of the increased intracranial pressure caused by hydrocephalus. To-day it is believed that the hydrocephalus is the secondary condition.

According to a second theory (Lichtenstein 1942) spina bifida is the cause of this condition. Because the spinal cord is fixed at the site of the spina bifida at a very early stage of embryonic life, it is prevented from sliding craniad during the time that the spine is growing faster than the cord. The exerted traction should pull the rhombencephalon caudad.

List (1941) and Russell (1949) suggested that it is primarily a malformation of the hindbrain and part of a developmental dysplasia originating at about the 3rd week of embryonic life. They draw attention to the fact that spina bifida dates back to the same period of fetal life.

A new hypothesis is put forward by Barry, Patten and Stewart in 1957. They consider that the primary abnormality is an overgrowth of the central nervous system in relation to its cranio-vertebral encasement, beginning at the fourth week of development. At the lumbosacral level this overgrowth prevents the vertebral arches from joining in the midline, while at the cranial level the large brain displaces the tentorium cerebelli downwards and causes protrusion of the medulla oblongata and caudal parts of the cerebellum in the cervical canal.

They examined 3 human embryos, 10, 17 and 18 weeks old, affected with Arnold-Chiari and spina bifida. The angulation of the spinal roots indicated that the traction of the spina bifida on the cord was dissipated within four segments. Therefore this traction could not be the causal factor in the displacement of the rhombencephalon. By measuring the segments of the spinal cord they showed that there was overgrowth of neural tissue in the segments immediately cranial from the spina bifida and in the first cervical segments. In the skull they found a large rhombencephalon, but also very large cerebral hemispheres. The tentorium cerebelli was displaced downwards, and as a result of this, the fossa posterio was abnormally small. Due to this the growing rhombencephalon is forced to protrude through the foramen magnum.

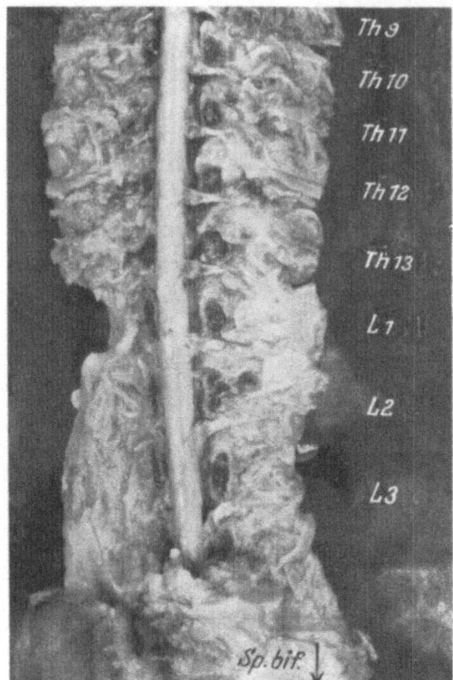

Fig.1. Lumbal roots running cranially; 9th thoracial root normal direction, indicating that effect traction by spina bifida had ceased here

Case Reports

We have seen this malformation in 10 newborn lambs, 1 puppy-dog and 1 calf.

All the lambs had a lumbo-sacral spina bifida varying from spina bifida occulta to myeloschisis. (We have not yet seen spina bifida without Arnold-Chiari malformation.) Six times only the brain was available. In the four cases in which the intact skull and vertebral column were at our disposal the spinal roots immediately cephalic from the spina bifida were running cranially. However in the caudal part of the thoracic cord their direction was normal again (Fig.1). So the effect of the traction upon the cord had ceased here and could not be the cause of the displacement of the rhombencephalon.

FRAUCHIGER and FANKHAUSER (1952) already pointed out the improbability that spina bifida would be the cause, considering the slight ascensus medullae in animals.

Hydrocephalus was not observed in all 10 examined lambs. The displacement of the rhombencephalon was only slight. It varied from cases in which the cerebellum was only visible in the foramen magnum to cases where a tongue-like elongation of the cerebellum extended under the arch of the atlas. The angulation of the first pair of cervical roots showed that the most cranial part of the cervical cord was also displaced caudally. The fourth ventricle was elongated also. The tapering cerebellum showed flattening of its posterior and anterior side. In some cases it was very small as is known in man. In contrary the cerebral hemispheres were large. In all the cases a part, sometimes a very considerable part indeed, of the occipital lobes had passed under the tentorium cerebelli in the posterior fossa, whereby a V-formed groove in the hemispheres showed the position of the tentorium (Fig. 2). In some cases the hemispheres were so large that there was no doubt that they were overgrown. Due to the elongated cerebellum and hemispheres the brain in the more pronounced cases gave an impression of being extremely long. This impression was yet strengthened by the fact that the cerebral hemispheres were more or less flattened.

The hemispheres showed in all cases a poly- or microgyria of the cortex, in which the normal gyri appeared to be present, but showed many very shallow secundary grooves (Fig. 2).

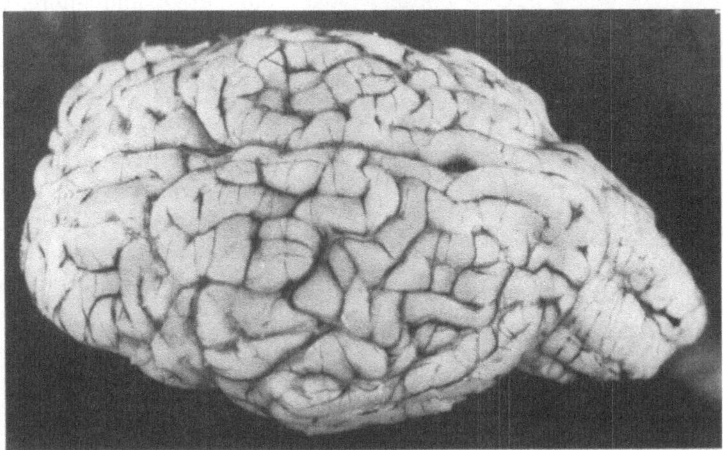

Fig. 2. Protrusion of hemispheres in posterior fossa: grooves in occipital lobes coming together in hole trough which the v. magna galeni passed; polygyria; slight protrusion rhombencephalon

BARRY et al. (1957) mention that INGRAHAM and SCOTT found such microgyria consistently in a series of 20 cases of Arnold-Chiari malformation with spina bifida and they suggest that this microgyria might be well the final result of an overgrowth of the cerebrum. They themselves saw also a postnatal case with microgyria and in which, moreover, in spite of the presence of hydrocephalus, the cerebrum was of abnormal great weight. As a matter of fact CHIARI in 1891, in the first publication about the malformation of Arnold-Chiari, already described this polygyria and also a large development of the cerebral cortex.

On the basal side of the brain the elongated intracranial parts of the third and following cranial nerves showed that the brainstem was displaced caudally in relation to the skull. No only the medulla oblongata, which especially in its most caudal part was flattened vertically, but the whole brainstem was elongated.

In the dog, a whippet-puppy, elongation of the brainstem was also observed. The cerebral hemispheres were very large and showed polygyria. The ventral parts of the occipital lobes protruded in the posterior fossa; the dorsal parts were prevented from being displaced caudally by the presence of a well-developped bony tentorium. The cerebellum was very small. This animal had a spina bifida occulta.

In the calf spina bifida was not seen, but the animal had a paralysis of its hindquarters, so there may have been a spina bifida occulta. Also in this case

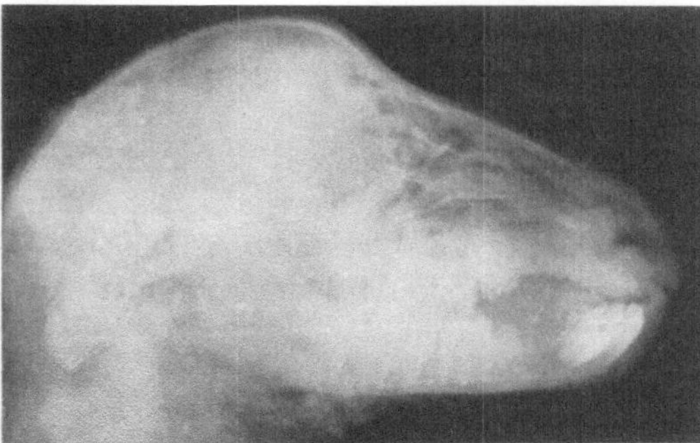

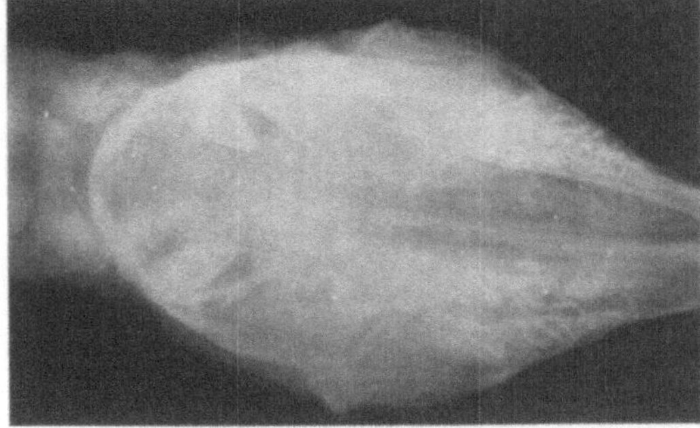

Fig. 3. X-ray photographs showing flattened, elongated and in its posterior part narrowed skull

there was protrusion of the cerebral hemispheres in the posterior fossa. Neither in the dog nor in the calf there was hydrocephalus.

The protrusion of the occipital lobes into the posterior fossa and the elongation of the brainstem was also described by FRAUCHIGER and FANKHAUSER (1952). In their case there was a moderate hydrocephalus.

Finally the lambs showed malformation of the skull not described hitherto. It looked elongated and more dolichocephalic than in normal animals and more streamlined due to stretching of the parietal and occipital bones (Fig. 3). The angle between the occipital condyles was smaller than normal. The foramen occipitale was enlarged with a vertical diameter longer than its horizontal diameter. The

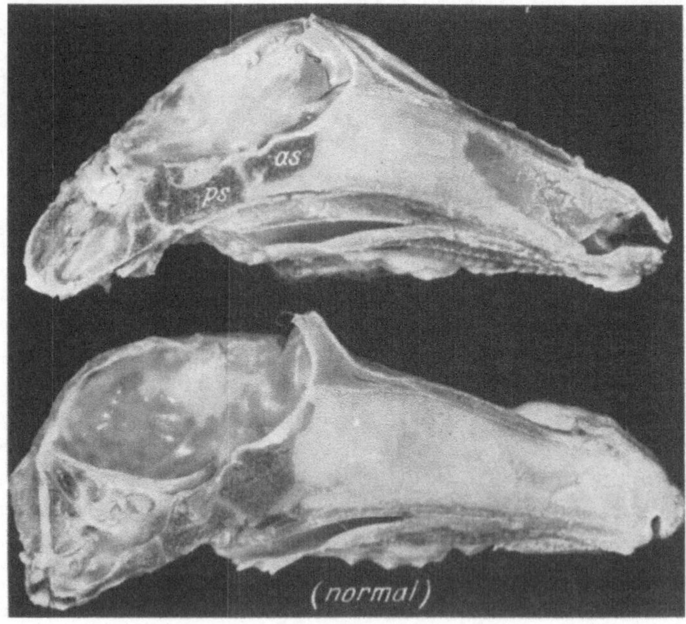

Fig. 4. Abnormal development of anterior sphenoidal (*as*), posterior sphenoidal (*ps*) and occipital bone; abnormal direction floor posterior fossa

caudal part of the fossa posterior was narrowed; its floor showed two sagittal bony cristae. The floor of the anterior, middle and posterior fossa did not lie in one plane, but from the dorsum sellae the floor of the posterior fossa was running in a more ventral direction. On a midline-section the anterior part of the sphenoidal bone appeared to be thinner than normal, while its posterior part and also the rostral part of the basioccipital bone, just the reverse, were thicker than normal (Fig. 4).

Discussion

It is clear that in these lambs, as in the dog and the calf, the brain was too large for the skull, and that especially the cerebral hemispheres accounted for this. It is also clear that in some cases the hemispheres were so large that doubtless there was overgrowth of neural tissue. This is in agreement with the theory of BARRY et al. who suggested that overgrowth of the brain in relation to the skull is the cause of the displacement of the hindbrain. It was not possible however to prove exactly as in man, that the brain in toto was enlarged, because the body-weight of our lambs was unknown, as is, as far as I know, the brainweight in lambs.

We meet the same difficulties in considering the malformations of the skull. It is of course hard to say how far they have influenced its capacity but they suggest the possibility that the skull has played a part in the origin of this malformation. In megalocephalia in man, in which the brain can be very large, there is no protrusion of the rhombencephalon. This also points to the probability that overgrowth of the brain is not the only factor in the formal genesis of the Arnold-Chiari malformation.

Summary

The Arnold-Chiari malformation was seen in 10 lambs, 1 puppy-dog and 1 calf. Only in the calf no spina bifida was observed. Hydrocephalus was not present. It appeared that the spina bifida was not the cause of the displacement of the rhombencephalon.

In all cases the cerebral hemispheres were large and protruded in the posterior fossa. These findings lend support to the hypothesis of BARRY, PATTEN and STEWART about the genesis of the Arnold-Chiari malformation. However in the lambs the calvarium and the base of the skull showed also malformations. It is suggested that a dysplasia of the skull may be a factor in the formal genesis of the Arnold-Chiari malformation.

Zusammenfassung

Die Arnold-Chiarische Mißbildung wurde bei 10 Lämmern, 1 Welpen und 1 Kalb beobachtet. Nur beim Kalb wurde keine Spina bifida vorgefunden. Ein Hydrocephalus war nicht vorhanden. Die Spina bifida war nicht die Ursache für die Verlagerung des Rautenhirns.

In allen Fällen waren die Großhirnhemisphären groß und in die hintere Schädelgrube eingepreßt. Diese Befunde unterstützen die Hypothese von BARRY, PATTEN und STEWART über die Entstehung der Arnold-Chiarischen Mißbildung. Bei den Lämmern wiesen jedoch auch das Schädeldach und die Schädelbasis Fehlbildungen auf. Es wird für möglich gehalten, daß eine Dysplasie der Schädelkapsel bei der Formalgenese der Arnold-Chiarischen Mißbildung eine Rolle spielt.

[Literature

Barry, A., B. M. Patten and B. H. Stewart: J. Neurosurg. 14, 285 (1957).
Cameron, A. H., and W. C. O. Hill: J. Path. Bact. 70, 522 (1955).
Chiari, H.: Dtsch. med. Wschr. 17, 1172 (1891).
Fankhauser, R.: Schweiz. Arch. Tierheilk. 101, 407 (1959).
Frauchiger, E., and R. Fankhauser: Schweiz. Arch. Tierheilk. 94, 145 (1952).
—, — Vergleichende Neuropathologie (1957).˙
Gardner, W. J., and R. J. Goodall: J. Neurosurg. 7, 199 (1950).
Gellatly, I. B. M.: Vet. Rec. 69, 135 (1957).
Greenfield, J. G.: Neuropathology (1958).
Ingraham, F. D., and H. W. Scott: New Engl. J. Med. 229, 108 (1943).
Lichtenstein, B. W.: Arch. Neurol. Psychiat. (Chic.) 47, 195 (1942).
List, C. T.: Arch. Neurol. Psychiat. (Chic.) 45, 577 (1941).
Russell, D. S.: Spec. Rep. Ser. Med. Res. Coun. No. 265, London, H. M. Stationery Office (1949).

Prof. S. van den Akker,
Veterinary Pathological Institute, State University Utrecht, Holland

Acta Neuropathologica, Suppl. I, 45—48 (1962)

From the Royal Veterinary College, Stockholm

Hereditary Ataxia in Fox Terriers*

By

G. Björck, W. Mair, S.-E. Olsson and P. Sourander

With 2 Figures in the Text

Over the past 17 years in Sweden some litters of certain families of smooth haired fox terriers have developped ataxia, the onset being in puppyhood. Males and females are both affected. Björck, Dyrendahl and Olsson (1957) described the clinical course of the disease and determined its genetic origin basing their study on 91 puppies from 24 litters. Twenty-five of the puppies developped ataxia. The description of the disease by these workers is briefly as follows. It starts between $2^1/_2$ and 4 months, progresses rapidly at first then there follows a period of slow progress with long intervals of stationary symptoms. The characteristic features of the disease is a pronounced general ataxia. Dysmetria is in some cases so developped that the dogs fall to the ground after the slightest change in position and then have a great deal of difficulty in rising to their feet. Eventually the animals are unable to walk.

From their study Björck et al. concluded that the ataxia is dependent on a recessive monogenous, autosomal gene.

Apart from the genetic interest of this disease these fox terriers are being studied from the pathological and biochemical aspects. The material would appear to be of value because of the possibility of the application of the findings to the problem of hereditary ataxia in general.

This paper reports the histological changes observed in the condition.

Material and Methods

From 1956 to 1960 seven litters of fox terriers have been studied. In spite of normal libido shown by the affected sires, they have had great difficulty in copulating because of the ataxia. For this reason the 2 most recent litters have been obtained by artificial insemination.

Four litters from mating an ataxic sire with a clinically normal dam, a carrier of the disease were comprised of 8 normal animals and 6 ataxic animals — 3 male and 3 female.

Three litters from parents which were both ataxic were comprised of 11 puppies, 9 male and 2 female. All were ataxic.

The clinical features of the 17 ataxic puppies conformed to the description previously given. The postural and simple spinal reflexes were tested according to the method advocated by McGrath (1956): no changes could be demonstrated.

Four of the ataxic animals in addition to the neurological examination had the following investigations carried out: E.C.G., arterial blood pressure according to Hansson and Obel (1958), haematological examination, blood sedimentation rate, blood sugar, plasma electrophoresis, serum levels of P, Cl, Na and K. The values obtained have all been within normal ranges.

Autopsies were carried out on 11 of the 25 puppies.

---

* This investigation was supported by a grant from the Swedish Medical Research Council.

6 of the puppies were those in which no sign of the disease had appeared at the time of death. In 2 of those the animals were sacrificed at ages when the possibility of developing paralysis could not be excluded: 1 at 2 months and 1 at 3 months. Those animals were examined to see whether any histological evidence of the disease could be detected. 4 animals

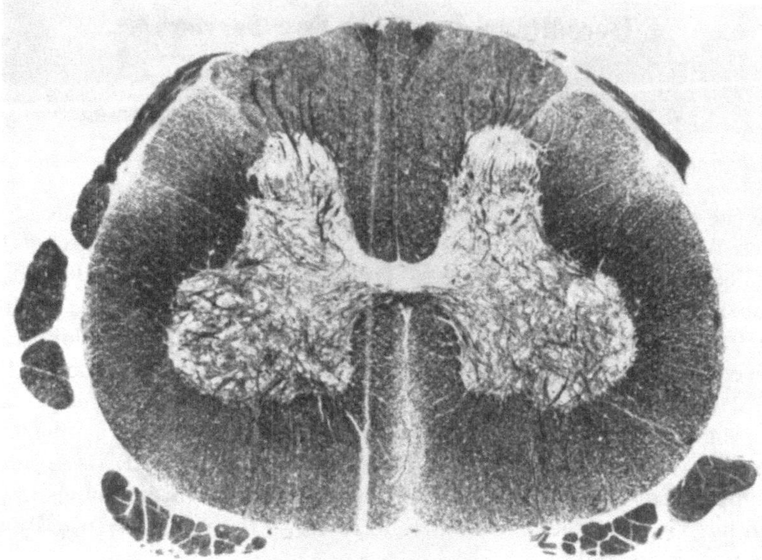

Fig.1. Ataxic dog. Spinal cord. C 6. Weigert Pal × 10

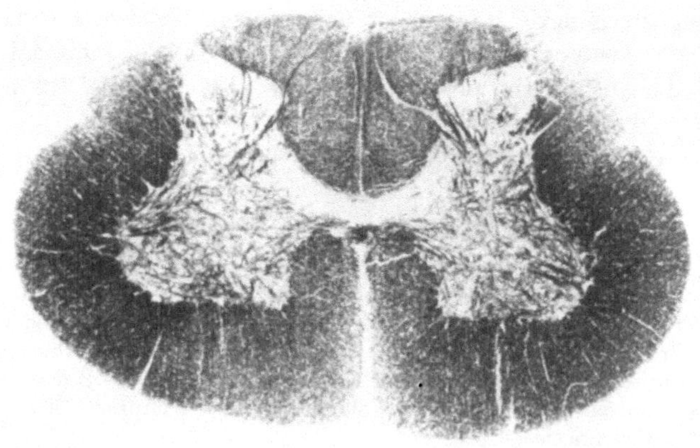

Fig.2. The same cord as in Fig.1. L 2, Weigert Pal × 9

could definitely be considered normal as they were not sacrificed until 7, 13, 17, and 19 months respectively.

For the histological aspect of the study of the present series 5 ataxic animals, 2 male and 3 female, were examined.

In addition two healthy fox terriers, completely unrelated to the affected animals were histologically examined at the age of $3^1/_2$ and 9 months respectively.

The first of the diseased animals showed signs of ataxia at 12 weeks and was sacrificed at 16 months. The second and third became ataxic at 10 weeks and were sacrificed at 11 months.

The fourth and fifth were normal up to the age of 4 months then developped ataxia and were sacrificed at 12 months.

The brain and spinal cord from all the animals autopsied were fixed in 10 per cent formol saline. Affected muscles from the ataxic animals were also fixed in the same solution. Portions of the material were embedded in celloidin and sections 12 to 15 μ were stained according to the following techniques: Loyez and Weigert Pal methods to demonstrate myelin, Sudan III and Scharlach R to depict degenerating myelin, thionin, haematoxylin van Gieson and periodic acid Schiff reagents as cellular stains, Ranke's stain and phosphotungstic acid haematoxylin to demonstrate glial fibres and some sections were impregnated with silver according to Gros and counterstained with thionin to demonstrate axons and cells.

Results

No abnormality was seen in the skeletal structures of any of the animals examined nor in the dura mater, the leptomeninges or the spinal nerve roots. No naked eye lesion was visible in the brain or spinal cord.

Myelin preparations from the cervical, thoracic, and lumbar parts of the spinal cord presented pallor of myelin at the peripheral and posterior parts of the lateral white columns and in the anterior white columns immediately subjacent to the anterior median fissure (Figs. 1 and 2). No significant gliosis was noted in the affected regions. In one of the animals vacuolation of some of the Purkinje cells was also observed. This latter change was however seen in one of the older control animals. Abnormal changes were not observed in the cerebral hemispheres of any of the animals.

No abnormal changes were found in the brain or spinal cord in the 3 non-ataxic animals examined which were $3^1/_2$ months or under nor, in normal animals aged 7 to 19 months.

Discussion

BJÖRCK and his co-workers (1957) put forward the view that in the hereditary ataxia of fox terriers described here, the affected dogs are always homozygous carriers of the defect. The present study confirms this view: inevitably when both parents are affected they produce clinically affected, i.e. ataxic, puppies.

It is of interest that despite severe ataxia the dogs showed no loss of libido and artificial insemination was resorted to eventually purely because of the mechanical difficulties entailed by an ataxic animal in the act of mating. Further it has been found that the mortality rate in litters of defective dams has not been higher than in litters of normal dams.

All the 5 ataxic animals examined histologically presented demyelination bilaterally in the cervical, thoracic, and lumbar parts of the spinal cord in the region of the posterior and peripheral parts of the lateral white columns and the medial parts of the anterior white columns. This observation is of value since it establishes that in this form of hereditary ataxia in fox terriers, the histological changes consist of demyelination of 2 groups of fibres. One group lies bilaterally in the extreme peripheral region of the posterolateral part of the lateral white columns extending anteriorly from the posterior horn. The main group of fibres in this location are those of the posterior spinocerebellar tract (SHERRINGTON and LASLETT 1903) and there is little doubt that those are the fibres which are demyelinated in the ataxic dogs described here. The other group lies in the most medial part of the anterior white column just adjacent to the anterior median fissure.

This region contains in the normal animal a complex of different fibre systems immediately intermingled. In the present study it was not possible to determine which of the different systems were affected. It must be stressed that the finding of demyelination in the territory of the posterior spinocerebellar tract and in the medial part of the anterior white columns was consistently bilateral in all the ataxic animals examined.

No significant gliosis was seen in the demyelinated regions.

In an effort to determine whether histological changes precede the onset of symptoms, 2 apparently normal animals aged 2 and 3 months respectively were examined. No pathological changes were found in these: nevertheless the value of this observation is limited for it is impossible to know whether these animals would have developped ataxia or not had they lived longer.

In the group of older normal animals no pathological changes were found in the spinal cord.

The distribution of the demyelination in this series is much more limited than that found by Mollaret, Robin and Bertrand (1933) in a foxterrier bitch of $4^1/_2$ years which began to suffer from ataxia at 18 months. These authors found degeneration of the spinocerebellar tracts, direct (posterior) and crossed (anterior) and also in the posterior white columns. The condition began at a much later date and the animal survived a much longer period than any of these in the present investigation where the oldest ataxic animal was 16 months. Mollaret et àl. compared the condition they observed to Friedreich's ataxia and the hereditary cerebellar ataxia of Pierre Marie but the changes seen in the present series are dissimilar to what occurs in these 2 conditions.

In all the ataxic animals exactly the same histological changes were found in the spinal cord. It would seem likely from the hereditary nature of the disease that it is associated with a genetically determined metabolic disturbance of the neurone. In order to determine in more detail the nature of the disease, additional studies are now in progress on morphological, physiological and chemical lines.

Summary

A preliminary report is given of histopathological changes observed in the spinal cord of smooth-haired Fox Terriers affected with progressive, hereditary ataxia. The ataxia is dependent on a recessive, monogenous, autosomal gene.

Zusammenfassung

Über die histopathologischen Veränderungen im Rückenmark von Glatthaar-Foxterriern mit progressiver erblicher Ataxie wird ein vorläufiger Bericht gegeben. Die Ataxie beruht auf einem recessiven, monogenen autosomalen Gen.

References

Björck, G., S. Dyrendahl and S.-E. Olsson: Vet. Rec. **69**, 87 (1957).
Hansson, C.-H., and N. Obel: Nord. Vet.-Med. **10**, 457 (1958).
McGrath, J. T.: Neurologic examination of the Dog. Philadelphia 1956.
Mollaret, P., V. Robin et J. Bertrand: Rev. neurol. **40**, 172 (1933).
Sherrington, C. S., and E. E. Laslett: J. Physiol. (Lond.) **29**, 188 (1903).

Dr. G. Björck,
Royal Veterinary College, Stockholm, Sweden

Acta Neuropathologica, Suppl. I, 49—51 (1962)

From the Biology Dept., Brookhaven National Laboratory, Upton, N.Y.*

Delayed Effects of Localized X-Irradiation of the Nervous System of Experimental Rats and Monkeys**

By
J. R. M. INNES and **A. CARSTEN**

The central nervous system was considered for a long time to possess a high degree of resistance to radiation, and statements still appear in print to this effect. However, the hazard attached to X-irradiation of the brain or spinal cord in man is well-established, whether deliberately for therapeutic purposes or inevitably when extra-neural sites must be exposed. All references can be obtained from ZEMAN (1955), SCHOLZ et al. (1959) and ZOLLINGER (1960). The total problem was reviewed at an international symposium in Chicago (1960)[1].

The number of reported cases is no index to true incidence; FRIEDMAN reported that about 10% of 100 patients who received 5000 rads or more for testicular carcinoma developed neurologic damage to the spinal cord. In all cases there is a latent period of many months to years before the onset of neurologic signs. The same phenomenon of an unpredictable latent period of 3—9 months after the X-irradiation of brain and spinal cord has been noted in our experimental rats and monkeys (as well as in other species by other experimentalists). The problem of pathogenesis of the late delayed (or post irradiation) lesions in the nervous system remains with us. It has been considered that the neural lesion follows as a result of changes occurring in vessel walls, a deposition of hyaline material, and a consequent interference with oxygen supply. Others have suggested that X-irradiation may possibly have a direct effect myelin and the oligodendroglia or on enzymes involved in the normal turnover of myelin. An experimental approach is beset with difficulties because of the unpredictable latent period which occurs in all species and because with the same dose of irradiation some animals may never develop neurologic damage.

A large number of experimental rats and monkeys have now been studied. The series of animals included rats in which the spine was irradiated in the upper body or only thorax, and other groups in which by careful shielding only the spinal cord from about C 6—T 2, or the cauda equina was X-irradiated, all with 3500 rads. *Macaca mulatta* have been similarly exposed to X-irradiation of the spinal cord between C 6—T 2. All these experimental animals after a latent period of some 3—9 months developped neurologic signs—lower limb motor weakness, leading rapidly to paralysis with involvement of the sphincters. The clinical

---

* Research carried out at Brookhaven National Laboratory Upton, N.Y. under the auspices of the U.S. Atomic Energy Commission.

** Part of this study was published by J. R. M. INNES and A. CARSTEN in Arch. Neurol. (Chic.) **4**, 190—199 (1961). Demyelinating or malacic myelopathy a delayed effect of localized X-irradiation in experimental rats.

[1] Response of the Nervous System to Ionising Radiation. New York: Academic Press 1962. (Editors — T. W. HAKY and R. S. SNIDER.)

50   J. R. M. Innes and A. Carsten:

signs were shown on the cine film. The spinal cord was examined by histological methods in each case by a series of coronal sections from one end of the cord to the other. In all animals, related to the area of irradiation, an acute myelomalacic was present, mainly affecting the ventrolateral columns but sometimes also the dorsal columns, with the gray matter being left relatively intact. In such spongy or liquefied areas, there were few or no gitter cells, and neuroglial reaction in general was conspicuous by its absence. The lesion is like that in the few cases which have been reported in the medical literature as "post-irradiation myelo-necrosis or myelitis". There were no indisputable vascular lesions present in the lesions of the spinal cord. In addition to the cord lesions, a myonecrosis of the vertebral muscles was found related to the area of irradiation. Work on the neuro-pathology of the spinal cord damage in monkey has not been completed, but in essence a similar myelopathy has been found.

It is of importance to emphasize that the neurologic signs and the pathologic damage produced by experimental irradiation in rats is identical with a spon-taneous demyelinating condition of the spinal cord described by Pappenheimer in adult rats, and for which a cause was never determined.

In an attempt to study pathogenesis in other directions, three monkeys (3, 4, and $4^1/_2$ months old respectively) were irradiated (3500 rads) over the right cerebral hemisphere—the eyes, ears, cerebellum, brain stem and most of the occipital poles all being adequately shielded. The animals received serial electro-encephalograms and neurological examinations starting after birth and extending after the irradiation to the time of their sacrifice. In all three, there was a latent period of 3 months before neurologic signs developped. The clinical effects were shown on a cine film. In one monkey there was left sided motor weakness affecting the distal muscles of head and foot, the lower limb more than the upper with no alteration in tone of tendon reflexes but loss of grasping reflex in the left foot. There was also left homonymous hemianopsia. This animal also exhibited forced circling to the right. Changes in the electroencephalogram were suspected at 6 weeks and clearly established at 8 weeks following the irradiation. Beginning with a depression in amplitude over the right frontal region, there followed a progressive loss in voltage and a diminution in rate and regularity of wave forms over the right hemisphere. With the overt neurological signs at 3 months there were random slow waves of high amplitude from the right hemisphere, and some slowing and irregularity of wave forms from the left hemisphere. In the second monkey there was a left hemiplegia, less severe than the first with analgesia in the left leg and loss of the grasping reflex. The electroencephalographic changes were less apparent prior to the clinical changes and less severe in degree. In the third monkey there was mild hemiparesis with focal seizures of the left arm and leg. The electroencephalographic changes were similar to those in the second monkey with the addition of focal paroxysmal activity that reflected the onset and spread of the clinical seizure. All three monkeys were unable to climb a tree, and had the greatest difficulty in climbing and retaining their grasp on the wire wall of their cage. Another similar series is under study. The first three irradiated monkeys were subsequently sacrificed and the brains are undergoing neuropathologic study.

Acknowledgements. The experimental work with monkeys (brain irradiation and EEG work) was done in collaboration with Drs. W. F. Caveness and John Evans, Department of Neurology, Columbia University Medical School, New York and their assistants Mr. WALTER ALLAYNE and Mr. PETER MACGREGOR to whom we are indebted for the data on the EEG recordings. Thanks are due to Miss CLAIRE LALLIER for the assistance in the irradiation and observations on the living rats and to Miss RUTH WRIGHT for her part in the very extensive histological work.

References

FRIEDMAN, M.: Calculated Risks of Radiation Injury of Normal Tissue in Treatment of Cancer of the Testis, in Proceedings of the Second National Cancer Conference, New York, American Cancer Society, 1954, Vol. 1, pp. 390—400.

ITABASHI, H. H., R. N. DEJONG and J. BEBIN: Postirradiation Cervical Myelopathy: Report of 2 Cases. Neurology (Minneap.) 7, 844—852 (1957).

PAPPENHEIMER, A. M.: Spontaneous Demyelinating Disease of Adult Rats. Amer. J. Path. 28, 347—355 (1952).

SCHOLZ, W., E. G. DUCHO and A. BRETT: Experimentelle Röntgenspätschäden am Rückenmark des erwachsenen Kaninchens: Ein weiterer Beitrag zur wirkungsweise ionisierende Strahlen auf das Zentralnervöse Gewebe. Psychiat. Neurol. jap. 61, 417—442 (1959).

ZEMAN, W.: Elektrische Schädigungen und Veränderungen durch ionisierende Strahlen. In: Erkrankungen des zentralen Nervensystems, Handbuch der speziellen pathologischen Anatomie und Histologie, Vol. 3, Pt. 3, pp. 327—362. Ed. by O. LUBARSCH, F. HENKE and R. RÖSSLE. Berlin, Göttingen, Heidelberg: Springer 1955.

ZOLLINGER, H. U.: Radio-Histologie und Radio-Histopathologie. In: Handbuch der allgemeinen Pathologie, Vol. 10, Pt. 1, pp. 127—287. Ed. by F. BÜCHNER, E. LETTERER and F. ROULET. Berlin, Göttingen, Heidelberg: Springer 1960.

Dr. J. R. M. INNES,
Biology Department, Brookhaven National Laboratory, Upton, Long Island, N.Y., U.S.A.

Acta Neuropathologica, Suppl. I, 52—53 (1962)

From the Smith Kline & French Laboratories and University of Pennsylvania, Philadelphia,
Pa., U.S.A.

Some Hereditary Neurologic Diseases of Animals

By

L. Z. SAUNDERS

The recent upsurge of interest in these diseases has been occasioned by their increasingly frequent recognition. Since the clinical signs in many of these conditions are apparent at birth and are often dramatic, the increased incidence is evidently genuine rather than a result of better diagnosis. In cattle, hereditary nervous disorders may be increasing as a result of breeding many females to a few sires which is made possible by artificial insemination. In many breeds of dogs, there has been intensive inbreeding to a few sires which have been show champions. Most of these diseases are recessive, and the parents of affected animals do not themselves show clinical or anatomic abnormalities. The opportunities for inadvertently perpetuating a disease and increasing the number of carrier animals in a given breed are thus considerable.

In some of the inherited nervous diseases, the diagnosis can be established by finding gross lesions at autopsy; in others, only by the presence of microscopic changes. In a few conditions, although the clinical signs are striking and the genetic basis has been unequivocally established, no lesion has been found to explain the altered function. Although it is not so easy in lower animals as it is in man, every effort should be made to localize the altered function as closely as possible by clinical examination, otherwise attempts to find microscopic lesions by random sampling may well prove fruitless. On the other hand, developmental defects of parts of the brain have been found in swine, only at autopsy, and which had not given rise to clinical illness. One must, therefore, be cautious in attributing a syndrome to specific lesions even when the latter are present. Diagnosis is all important in diseases of the nervous system, and requires a close cooperation between the clinician and the pathologist.

There are hereditary diseases characterized by neurologic clinical signs in which the genetic etiology has been established (and nutritional or infectious causes ruled out), but in which no lesions are known. This may be due to lack of histologic examination and sometimes to failure to find lesions microscopically, even though they are sought. Examples of this group of conditions are:

Epilepsy of cattle, spastic paresis of cattle, ataxia of smooth haired fox terriers, seizures in Scottish terriers, congenital paresis in Norwegian red poll calves and myotonia of goats.

In certain other diseases, both the genetic etiology and the neuropathologic basis for the clinical signs are known. Such diseases, of which several examples will be illustrated are:

Cerebellar cortical atrophy of lambs, calves, kittens and pigs, congenital ataxia in Jersey calves, congenital paresis of Red Danish calves, cerebral lipid dystrophy of dogs, cerebral pseudolipidosis of Aberdeen-Angus calves, posterior paralysis of swine, optic nerve hypoplasia in collie dogs, congenital deafness in white cats, dogs and mink, and congenital weakness in grey Karakul lambs. A number of congenital anomalies of suspected hereditary origin (but in which the genetics have not been worked out), may closely resemble the above anatomically, and some will be illustrated.

Since a number of nervous diseases caused by environmental causes (malnutrition, infection) present a similar clinical picture to the hereditary ones, the differential diagnosis must be made on the basis of the neuropathology. Even then, since diseases of different cause may share similar lesions, it is not always possible to make an etiologic diagnosis once the lesions have been found. Presumptive evidence of a genetic etiology can be obtained from the study of pedigrees but unequivocal proof can come only from experimental breeding studies.

In addition to their value in veterinary medicine, studies of the hereditary diseases of animals are of value in comparative neuropathology. Since animals can be killed for histologic study during the early stages of a disease, considerable information on pathogenesis may be derived to help elucidate some analogous diseases of man.

References

References to descriptions of most of these conditions up to 1959 are given by INNES and SAUNDERS; a few additional ones of importance are listed here:

BLACKWELL, R. L., I. H. KNOX and E. A. COBB: A hydrocephalic lethal in Hereford Cattle. J. Hered. 50, 143—148 (1959).

FRAUCHIGER, E.: Neuropathologie comparée des malformations cérébrales. pp. 41—55. In: Malformations Congénitales du Cerveau. Paris: Masson & Cie, 1959.

INNES, J. R. M., and L. Z. SAUNDERS: Comparative Neuropathology. Ch. VII, pp. 267—336. New York, London: Academic Press 1962.

KOCHER, W.: Untersuchungen zur Genetik und Pathologie der Entwicklung spät einsetzender hereditärer Taubheit bei der Maus. Arch. Ohrenheilk. 177, 108—145 (1960).

MONTI, F., e P. GUARDA: Atassia cerebellare congenita in un vitello da ipoplasi del cervelletto. Clin. Vet. 84, 65—76 (1961).

SAUNDERS, L. Z.: The histopathology of the inner ear in congenitally deaf white mink. (To be published.)

SMITTEN, N. A.: Arkhiv Anat. Gistol. Embriol. (Moscow) (Paper on neuropathology of sympathetic ganglia in Karakul lambs). 36(4), 28—33 (1959).

ZEEMAN, W. P. C., u. R. TUMBELAKA: Das zentrale und periphere optische System bei einer kongenital blinden Katze. Albrecht v. Graefes Arch. Ophthal. 91, 242—263 (1916).

Dr. L. Z. SAUNDERS,
Smith Kline & French Laboratories, 1500 Spring Garden Street, Philadelphia, Pa., U.S.A.

Acta Neuropathologica, Suppl. I, 54—60 (1962)

Aus dem Institut für Tierpathologie der Universität München
(Vorstand: Prof. Dr. H. SEDLMEIER)

Pathologische Befunde an den Hirngefäßen bei Tieren

Die Veränderungen der Hirngefäße beim alten Hund

Von

E. DAHME

Mit 9 Textabbildungen

Bei der Erforschung der vielseitigen Erkrankungsmöglichkeiten des zentralen Nervensystems wurde von je her, neben den pathologischen Metamorphosen der eigentlichen neuroektodermalen Gewebssubstanzen, den Blutgefäßen große Beachtung geschenkt. Standen beim Menschen die degenerativen, entzündlichen und neoplastischen Vorgänge gleichermaßen im Vordergrund des Interesses, so lag das Hauptgewicht in der Aufklärung der Encephalopathien der Tiere mehr bei den entzündlichen Angiopathien. Dennoch darf nicht übersehen werden, daß auch eine Reihe von Arbeiten vorliegen, die sich mit der vergleichend-morphologischen Betrachtung nichtentzündlicher Blutgefäßerkrankungen beim Tier auseinandersetzen und zu recht bemerkenswerten Ergebnissen geführt haben.

Um einer Wiederholung längst bekannter Befunde vorzubeugen, sei es mir gestattet auf die einschlägigen Untersuchungen von KIKUCHI, DOBBERSTEIN, HOLZ, SCHERER, FRAUCHIGER u. FANKHAUSER, LUGINBÜHL, KETZ u. a. hinzuweisen. Deshalb will ich im folgenden auch nur zu *einem* Problem der Gefäßpathologie des Zentralnervensystems, nämlich zur Frage der *alternsbedingten Gefäßveränderungen*, Stellung nehmen. Den Impuls, diesen Fragenkomplex auch beim Tier einer weiteren Aufklärung zuzuführen, verdanke ich ANTON V. BRAUNMÜHL, dessen letzte Schaffensperiode, von einem allzu frühen Tod beendet, im besonderen Maße durch eine enge Verbundenheit und Zusammenarbeit mit der Veterinärpathologie, nicht zuletzt aber mit dem hiesigen Institut, gekennzeichnet war.

Vergleicht man nun die alternsbedingten Veränderungen im ZNS bei Mensch und Tier in ihrer Gesamtheit, so zeigen sich mannigfaltige Übereinstimmungen, wie Atrophien der Ganglienzellen mit und ohne Lipofuscinpigmentierungen, Kalkbzw. Pseudokalkablagerungen im Parenchym und in den Blutgefäßen des Globus pallidus und des Nucleus dentatus, gliöse Verdichtung und Schwund der Gewebsmasse mit Erweiterung der Ventrikel, Verdichtungen der Meningen, Speicherung von Stoffwechselprodukten in den perivasculären Räumen, Fibrosierung des Plexus chorioideus, Sklerose der Capillaren, Venolen und Arteriolen, ferner Fibrosen der Adventitia bei Arterien und Venen.

Bei aller Ähnlichkeit der Alterungsphänomene im menschlichen und im tierischen Gehirn ergeben sich aber auch grundsätzliche Differenzen, die vor allem durch die Tatsache bestimmt werden, daß beim Tier das Vollbild der Arteriosklerose und damit auch deren Hauptfolge, die Apoplexie, vermißt werden. Soweit Blutungen bei Tieren vorkommen, lassen sich diese meist auf anderweitige

Grundleiden (MASON u. SCHEFLEN) oder auf primäre und sekundäre Geschwulst-prozesse im ZNS zurückführen. In diesem Zusammenhang verdient die Beobach-tung erwähnt zu werden, daß primäre Hämangiome im Hundegehirn offenbar die gleiche Lokalisation im Basisbereich bevorzugen wie im Gehirn des Menschen (DAHME u. SCHIEFER). Die Anfälligkeit der Hirnarterien für Arteriosklerosen ist interessanterweise auch im Falle des Bestehens von Bluthochdruckerkrankungen sehr gering. Wir konnten jedenfalls bei Hunden, die an renalen und adrenalen Hypertonien gelitten hatten und die bei der Sektion in den Nieren-, Herz- und Schilddrüsenarterien zum Teil ausgeprägte Sklerosen erkennen ließen, im Gehirn keine besonderen Gefäßveränderungen nachweisen, wenn man von einer ver-stärkten Schlängelung und einigen geringgradigen Intimafibrosen in den Meninx-arterien absehen will. Es wird noch weiterer Untersuchungen bedürfen um heraus-zufinden, welche blutstromregulierenden Mechanismen das Hundegehirn vor kreislaufdynamischen Gefäßwandschädigungen schützt.

Das Interesse hat sich, nachdem Altersveränderungen zunächst ja von KI-KUCHI am Pferdegehirn näher untersucht worden waren, in den letzten Jahren mehr und mehr auf das Hundegehirn konzentriert. Die Gründe hierfür liegen auf der Hand, zumal die Pferdehaltung sehr stark zurückgegangen ist und von allen übrigen Haustieren nur noch der Hund ein eigentliches Senium erreicht.

Die augenfälligsten und zugleich einfachsten Alterungserscheinungen an den Blutgefäßen finden sich histologisch an den *Blutcapillaren und den Venolen*. Es sind dies kollagene Verdichtungen der argyrophilen Fasern; ein Vorgang, der sich im übrigen ja an allen Capillaren des Körpers abspielt und der unter allgemein pathologischen Aspekten von NORDMANN auch als „Verholzung" bezeichnet wurde (Abb. 1 und 2). Derartige Capillarsklerosen sind nun im Hundegehirn sowohl eigenständig als auch in Kombination mit pericapillären, tropfigen und körnigen Speicherungserscheinungen anzutreffen. Eine nähere Differenzierung der hier gespeicherten Elemente weist diese als Fettkörper, Lipoide, Lipofuscin und kohlenhydratreiche Eiweißkörper aus. Letztere Beobachtung stützt sich unter anderem auf den histochemischen Nachweis von Mucopolysaccharidsubstanzen mittels der PAS-Alcianblau-Methode. Es sei gleich vorweggenommen, daß solche adventitiellen Speicherungen auch im Bereich der größeren Blutgefäße des Gehirns die gleiche chemische Zusammensetzung aufweisen.

Der Altersumbau an den *mittleren und größeren Blutgefäßen* beschränkt sich zur Hauptsache auf die Arterien. So ist es geradezu als Charakteristicum des fortgeschrittenen Alters anzusehen, wenn die mittleren Meninx- und Parenchym-arterien auch nach dem Tode dilatiert bleiben und in dieser Form einen relativ schwachwandigen Eindruck machen (v. BRAUNMÜHL; DAHME; PIETSCHMANN). Als Ursachen für dieses Zustandsbild können zwei Faktoren genannt werden: Einmal der Schwund der Mediamuskulatur und zum anderen eine kollagene Ver-festigung der Arterienadventitia (Abb. 4). Zum Schwund der Mediamuskulatur im fortgeschrittenen Alter ist zu bemerken, daß diese ebenso mit wie ohne degene-rative Begleiterscheinungen einhergehen kann. Derartige degenerative Verände-rungen waren in den letzten Jahren Gegenstand eingehender Untersuchungen, die zu dem Ergebnis geführt haben, daß auch beim Hund jene eigentümlichen Homogenisierungen der Arterienmedia angetroffen werden können, die beim

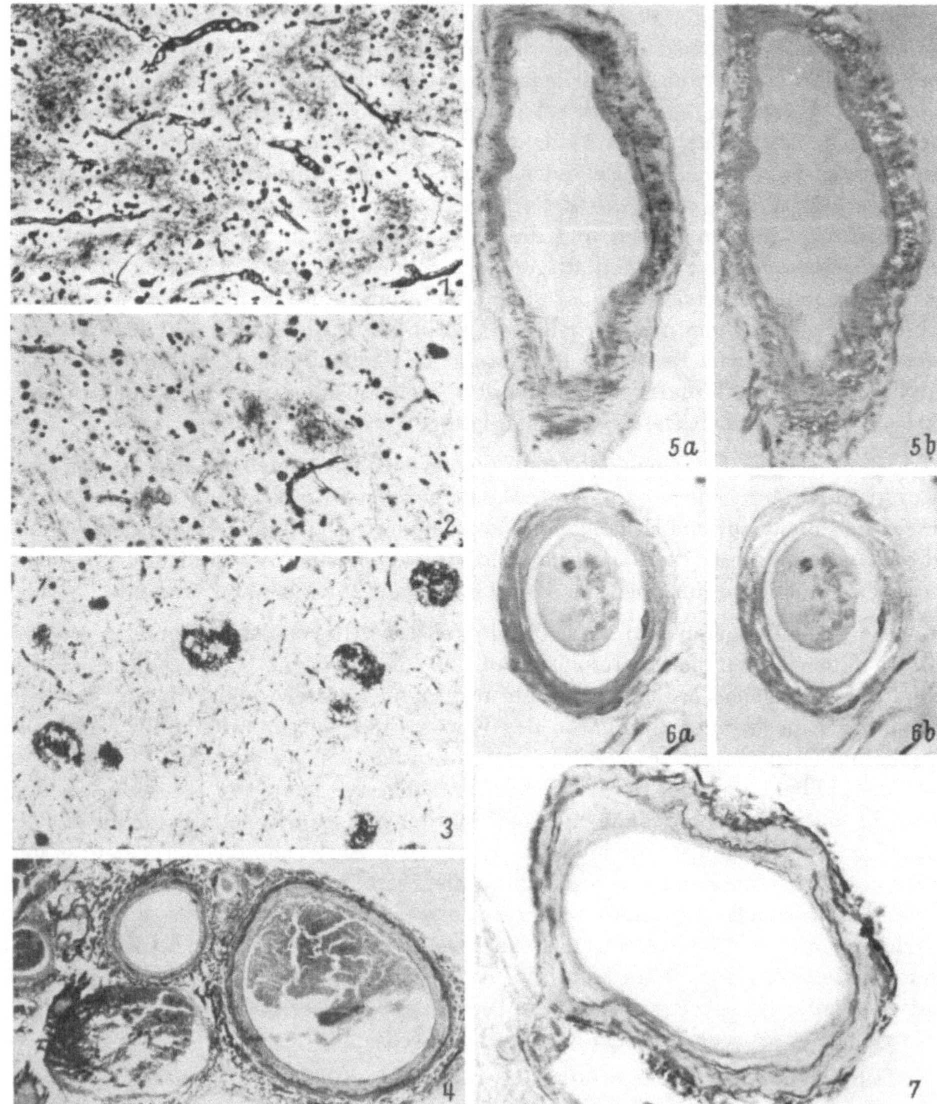

Abb. 1. Capillarsklerose und gliöse Verdichtung des Hirnparenchyms bei einem 20jährigen männlichen
Schäferhund. Versilberung nach BRAUNMÜHL, 120mal

Abb. 2. Capillarsklerose und gefäßunabhängige Drusen (senile Plaques) im Ammonshorn eines 14jährigen
männlichen Boxerhundes. Versilberung nach BRAUNMÜHL, 120mal

Abb. 3. Gefäßunabhängige Drusen (senile Plaques) im Ammonshorn eines 17jährigen männlichen Malteserhundes.
Versilberung nach BRAUNMÜHL, 75mal

Abb. 4. Typische Struktur von Meninxarterien beim senilen Hund. Man beachte die schmale, dilatierte Media und
die kollagene Verdichtung des adventitiellen Gewebes. Dackelbastard, männlich, 19$^{1}/_{2}$ Jahre. Movat-Färbung,
20mal

Abb. 5a und b. Fleckförmige „kongophile Angiopathie" in der Meninxarterie eines 20jährigen männlichen Dackels.
H.-Kongorot, 75mal. a Im Durchlicht; b Im polarisierten Licht

Abb. 6a und b. Diffuse „kongophile Angiopathie" in der Meninxarterie eines 20jährigen männlichen Dackels.
H.-Kongorot 300mal. a Im Durchlicht; b Im polarisierten Licht

Abb. 7. Einfache Intimafibrosen in einer Meninxarterie eines 20jährigen Dackels. Movat-Färbung, 120mal

Menschen schon seit längerem als „Amyloidosen" bzw. „kongophile Angiopathien" bekannt sind (SCHOLZ; DIVRY; PANTELAKIS; V. BRAUNMÜHL). Ein morphologischer Unterschied scheint dennoch insofern gegeben zu sein, als ausgesprochen drusige kongophile Entartungen mit Einbeziehung der Adventitia bislang beim Hund nicht zu finden waren, d. h. daß die amyloidartige Homogenisierung auf die muskulöse Media beschränkt bleibt und sich nur in Ausnahmefällen und auch nur bei sehr kleinen Arterien auf die fibrotische Adventitia ausdehnt. Die selektive Färbung mit Kongorot ist dabei ebenso gut ausgeprägt wie die Metachromasie nach Kresylviolettfärbung und die Argentaffinität bei Gewebsversilberungen. Im polarisierten Licht betrachtet, erweisen sich die Homogenisierungen doppelbrechend. Diese Erscheinung ist vor allem am Kongorotpräparat augenfällig und zeichnet sich durch ein eigentümliches grünliches Farbenspiel aus (Abb. 5a und b; 6a und b).

Die Entwicklung der kongophilen Angiopathien läßt sich beim Hund durch Vergleich eines größeren Gehirnmaterials gut rekonstruieren. Zunächst ist sie auf einzelne Wandabschnitte beschränkt, um sich in allmählicher Ausdehnung schließlich auf die gesamte Mediamuskulatur zu erstrecken. Dieser leicht überschaubare Prozeß wird übrigens auch von PANTELAKIS für den Menschen beschrieben, wobei unter anderem darauf hingewiesen wird, daß auch beim Menschen reine Mediaveränderungen ohne gleichzeitige perivasculäre Drusenbildung vorkommen können. Dies erscheint uns für eine vergleichende Betrachtung von großer Wichtigkeit, zumal damit die Kongruenz der Veränderungen bei Mensch und Hund wenigstens für einen Teil der Fälle belegt werden kann. Auch im Verhalten des Parenchyms zeigen sich insofern Übereinstimmungen, als weder beim Menschen noch beim Hund als Folge der kongophilen Angiopathie Degenerationen oder Blutungen im Hirngewebe zustande kommen. Für den Hund mag noch die Beobachtung von Interesse sein, daß die kongophile Angiopathie unabhängig von sogenannten senilen Plaques im Parenchym auftritt. Darüber hinaus scheinen nach den bisherigen Befunden auch die Plaques beim Hund in keinem unmittelbaren Kontakt mit den Blutgefäßen im Hirnparenchym zu existieren (Abb. 2 und 3).

Abschließend sei noch ein Blick auf die *Intima* der Hirnarterien alter Hunde geworfen. Wie eingangs erwähnt, kommen beim Tier arteriosklerotische Prozesse im engeren Sinne nicht vor, und es werden lediglich Kalk- und Pseudokalkabscheidungen und Neutralfetteinlagerungen beschrieben.

Wir haben nun gerade bei der Betrachtung des Gesamtkreislaufapparates der Arterienintima größere Beachtung geschenkt und dabei in den Gehirnarterien greiser Hunde zwei Beobachtungen gemacht, die kurz skizziert sein sollen: Die erste bezieht sich auf die kollagen-sklerotische Hyperplasie der Intima. Man findet sie ausnahmslos an größeren und mittleren Meninxarterien, ohne dabei auf atheromatöse Komplikationen zu stoßen. Auch fehlt den Kollagenisierungen, trotz ihrer teils deutlichen Ausprägung, jegliche Tendenz die Arterienlichtung stärker einzuengen oder gar zu verschließen; dies um so weniger als die auch hier vorhandenen Wandatrophien und Ausweitungen einem möglichen Obliterationsprozeß entgegenwirken. In ihrer Feinstruktur erinnern die kollagenen Intimapolsterungen an die in vielen, stärker beanspruchten arteriellen Wegstrecken des Tierkörpers mehr oder weniger regelmäßig zu erwartenden bindegewebigen Intimaverstärkungen (Abb. 7). Die zweite Form betrifft die von SCHOLZ u. NIETO beim Menschen und von uns

erstmalig beim Hund beschriebene Hyalinose und schaumzellige Lipoidspeicherung
der Intima. Ähnlich den einfachen Kollagenzubildungen findet man diese Veränderungen überwiegend in den Arterien der Leptomeninx. Histologisch handelt

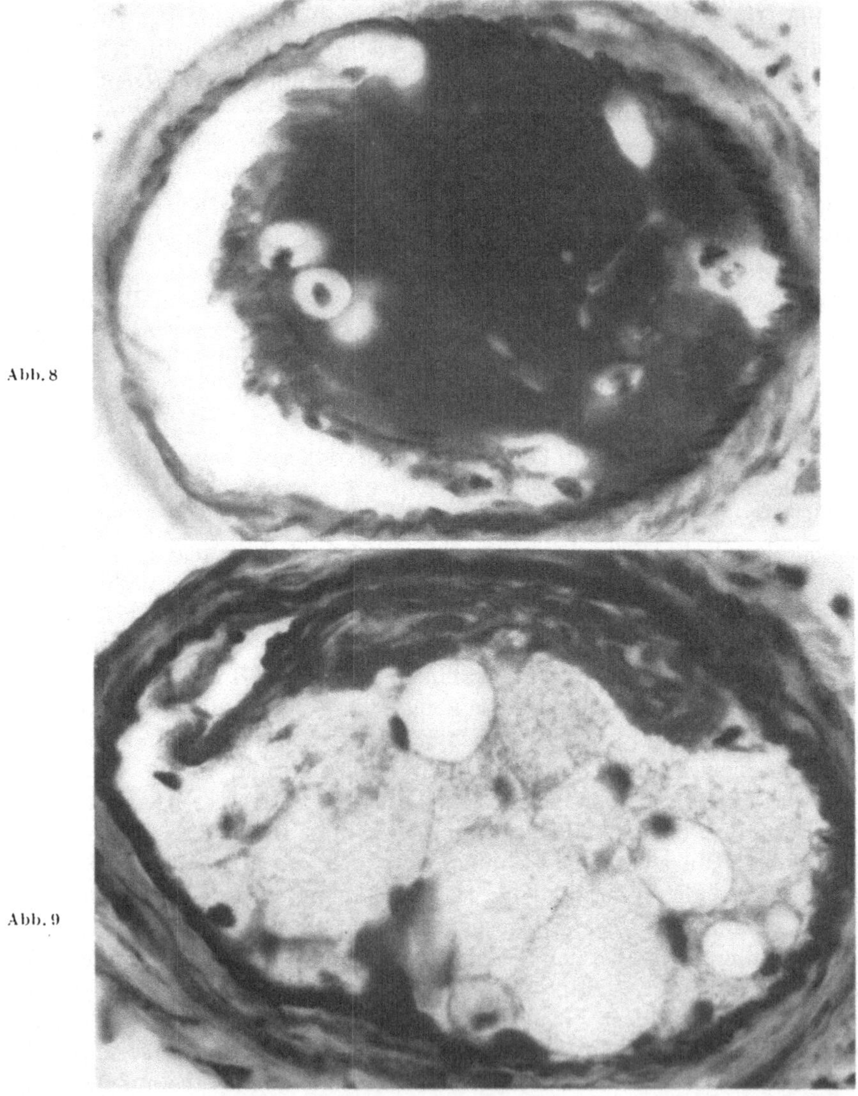

Abb. 8

Abb. 9

Abb. 8. Hyalinose der Intima und Ausbildung einzelner Xanthomzellen in einer kleinen Meninxarterie eines
20jährigen männlichen Schäferhundes. Man beachte das sichelartig zusammengeschobene Arterienlumen. Karmin-
Weigerts-Elastica, 700mal

Abb. 9. Xanthomatöse Lipoidspeicherung in der Intima einer kleinen Meninxarterie eines 20jährigen männlichen
Schäferhundes. Die Arterienlichtung ist weitgehend stenosiert. Karmin-Weigerts-Elastica, 700mal

es sich hier entweder um subendothelial gelegene, hyaline Ausfällungen, in welchen
cholesterinhaltige Xanthomzellen locker eingelagert sind (Abb. 8), oder aber um
rein schaumzellige Intimavorwölbungen (Abb. 9). Die Ausprägung kann mitunter

Grade erreichen, die in einer weitgehenden Obliteration der Arterienlichtung ihren Ausdruck finden. Wenn in solchen Fällen dennoch keine Anzeichen von Durchblutungsstörungen im Hirnparenchym nachweisbar sind, so mag dies durch die nur geringe Ausdehnung der Obliteration und durch die Existenz kollateraler Blutgefäße zu erklären sein.

Überblickt man abschließend die hier in aller Kürze und Gedrängtheit aufgezeigten Senilitätserscheinungen an den Blutgefäßen des ZNS beim Tier, so drängt sich dem Betrachter unwillkürlich die Frage auf, weshalb trotz der Ähnlichkeit der bei Mensch und Tier erfaßbaren Metamorphosen in Einzelpunkten dennoch Differenzen offenkundig werden. Es wäre zu einfach, hier lediglich die Tatsache, daß der Mensch gegenüber dem Tier einen weit höheren Entwicklungsstand einnimmt, als ausreichende Erklärung gelten zu lassen. Man würde bei einer solchen Betrachtungsweise unberücksichtigt lassen, daß sich der Vergleich von Alterungsvorgängen in der somatischen Struktur des Menschen und der Tiere stets in relativen Größenordnungen bewegt. Es darf aber doch angenommen werden, daß strukturelle Veränderungen im Körpergewebe, die beim Menschen etwa im Verlaufe von 7—9 Jahrzehnten zur Entwicklung gelangen, beim Tier in weit kürzerer Zeit in nicht eben der gleichen Prägung entstehen müssen. Für weitere vergleichende Studien mag es daher nicht unwichtig sein, neben den relativen auch die absoluten Kriterien der geweblichen Alterung, die ja ohnedies nur unter kolloidchemischen und -physikalischen Aspekten (v. BRAUNMÜHL) verständlich wird, mehr in unser Denken einzubeziehen.

Zusammenfassung

Während die Capillaren und die Venolen des Hundegehirns mit zunehmendem Alter lediglich eine Verdichtung ihres argyrophilen Fasergerüstes erfahren, spielen sich an den mittleren und größeren Gehirnarterien Umbauvorgänge ab. So sind die Hauptkriterien der Alterungserscheinungen in diesen Gefäßabschnitten die Atrophie und kongophile Homogenisierungen der Mediamuskulatur und die kollagenfaserige Verfestigung der Arterienadventitia. Demgegenüber beschränken sich die Intimaveränderungen auf mäßige, kollagene Fasersklerosen ohne eigentliche arteriosklerotische Tendenzen. Lipoidablagerungen stehen meist im Hintergrund und treten nur gelegentlich in Form lokalisierter, polsterförmiger Intimaxanthomatosen in Erscheinung. Als charakteristische Alterungsphänomene haben ferner noch die adventitiellen Speicherungen von Neutralfetten, Lipoiden, Lipofuscin und Kohlenhydratkomplexen zu gelten.

Summary

While with increasing age the argyrophil fiber structures of the capillaries and venoles in the canine brain merely show greater density, the medium-sized and large cerebellar arteries are structurally changed. In these regions the main criteria of aging are atrophy and congophilic homogenization of the muscular media, and solidification of collagenous fibers of the arterial adventitia. On the other hand, the changes in the inner coat are restricted to moderate sclerosis of collagenous fibers without characteristic arterio-sclerotic changes. Lipid deposits are rare, occurring only as localized cushion-like xanthomatosis of the intima.

Accumulations of neutral fats, lipid, lipofuscin, and carbohydrate complexes in the adventitia also have to be regarded as characteristic symptoms of aging.

Literatur

Braunmühl, A. v.: „Kongophile Angiopathie" und „senile Plaques" bei greisen Hunden. Arch. Psychiat. Nervenkr. **194**, 396—414 (1956).

—, In: Handb. d. spez. path. Anatomie und Histologie, Bd. XIII/1. Berlin, Göttingen, Heidelberg: Springer 1957.

Dahme, E.: Über die Beurteilung der Angiopathien bei chronisch-sklerosierenden Nierenkrankheiten des Hundes. Habil.-Schrift 1956. In: Arch. exp. Vet.-Med. **11**, Heft 4 u. 5 (1957/58).

—, Probleme der Arterioskleroseforschung beim Haustier. Münch. med. Wschr. **100**, 441—444 (1958).

—, Die nichtentzündlichen Gefäßerkrankungen. Berl. Münch. tierärztl. Wschr. **75**, 101—107 (1962).

—, u. B. Schiefer: Intracranielle Geschwülste bei Tieren. Zbl. Vet.-Med. **7**, 341—363 (1960).

Divry, P.: De l'amyloidose vasculaire cérébrale et méningée (méningopathie amyloide) dans la démence sénile. J. belge Neurol. Psychiat. **5/6**, 1 (1941/42).

Dobberstein, J.: Zentrales Nervensystem in Joest's Handbuch der spez. path. Anatomie der Haustiere, Bd. I I, 2. Aufl. Berlin: Schoetz 1937.

Frauchiger, E., u. R. Fankhauser: Vergleichende Neuropathologie des Menschen und der Tiere. Berlin, Göttingen, Heidelberg: Springer 1957.

Holz, K.: Pseudokalkinkrustationen der Gefäße in Zentren des extrapyramidal-motorischen Systems. Berl. Münch. tierärztl. Wschr. **49**, 33—34 (1936).

Ketz, H.-A.: Die Altersveränderungen im Zentralnervensystem der Haustiere. Z. Alternsforsch. **13**, 103—111, 199—236 (1959).

Kikuchi, K.: Über Altersveränderungen am Gehirn des Pferdes. Arch. Tierheilk. **58**, 541—573 (1928).

Luginbühl, H.: Angiopathien im Zentralnervensystem bei Tieren. 10. Arbeitstagung der Arbeitsgemeinschaft f. Vet.-Path. Münster 1961.

Mason, M. M., and A. M. Scheflen: Senility in dogs. Cornell Vet. **43**, 10—19 (1953).

Nordmann, M.: Die Lebenswandlung der Struktur der Capillaren. Verh. dtsch. Ges. Kreisl.-Forsch. **24**, 41—56 (1958).

Pantelakis, St.: Un type particulier d'angiopathie senile du systèm nerveux central: l'angiopathie congophile. Topographie et fréquence. Mschr. Psychiat. Neurol. **128**, 219 (1954).

Pietschmann, H.: Ein Beitrag zur Alterspathologie des Gehirns vom Hund, S. 585. Vet. med. Diss. Leipzig 1958.

Scherer, H.: Vergleichende Pathologie des Nervensystems der Säugetiere. Leipzig: Thieme 1944.

Scholz, W.: Studien zur Pathologie der Hirngefäße II. Die drusige Entartung der Hirnarterien und -capillaren. Z. ges. Neurol. Psychiat. **162**, 694—715 (1938).

—, In: Handb. der spez. path. Anatomie und Histologie, Bd. XIII/1. Berlin, Göttingen, Heidelberg: Springer 1957.

—, u. D. Nieto: Studien zur Pathologie der Hirngefäße I, Fibrose und Hyalinose. Z. ges. Neurol. Psychiat. **162**, 675—693 (1938).

Priv. Doz. Dr. E. Dahme,
Institut für Tierpathologie der Universität, 8 München 22, Veterinärstr. 13

Acta Neuropathologica, Suppl. I, 61—70 (1962)

From the Moredun Institute, Gilmerton, Edinburgh

The Pathology of Scrapie: A Comparative Study
of Lesions in the Brain of Sheep and Goats

By
I. ZLOTNIK

With 6 Figures in the Text

It has been shown in previous communications[1,5-9,12] that constant lesions are present in the brain of sheep and goats affected with scrapie and that these changes are as a rule more widespread and severe than those of the spinal cord[4].

The essential lesion in both the natural and the experimental disease is non-inflammatory in character and consists of a focal or diffuse degeneration of the grey matter of various parts of the brain. Neuronal changes are the most striking and they may involve either a few cells only or almost all the neurones of a particular brain nucleus. Although the accent is always on neuronal degeneration other elements of the grey matter, such as glial cells and the intercellular ground substance, may also be affected. Myelin is not often involved but in advanced cases of natural scrapie myelin degeneration, especially in the medulla and spinal cord, has been seen.

The alterations in the nerve cells vary from simple chromatolysis to pyknosis, sclerosis, necrosis, granular disintegration, eosinophilic hyalinization, granulo-vacuolar degeneration and vacuolation. Vacuoles in neurones are of constant occurrence in scrapie and are of various shapes and forms. They may appear as clearly demarcated empty spaces in an apparently healthy cytoplasm or may form single or multiple cavities in a cell undergoing another type of degeneration. Inside the vacuoles regular round eosinophilic bodies may sometimes be present or the vacuoles may be filled partly or competely with granular necrotic debris (Figs. 1—4).

Vacuolated neurones are found in many parts of the brain especially in the medulla, pons, mesencephalon and diencephalon and their numbers may be very large. In the medulla the number of vacuolated neurones ranges from 3—200 per histological section and in the majority of cases there are many more neurones showing vacuolation than other forms of degeneration. Vacuoles of the simple variety in otherwise unaltered cytoplasm may be present in apparently healthy sheep and goats[2,10,11], but they are usually found only in the medulla and their numbers do not exceed 1.4 vacuoles per section and as a rule are many fewer (0—0.4 vacuoles). Increased numbers of vacuoles occur not only in all clinical cases of scrapie, but also in about 30 per cent of brains of experimentally infected but destroyed four months after inoculation and before clinical signs have developed. As Cheviots experimentally infected usually begin to show symptoms between 6—7 months after inoculation it may be assumed that lesions may develop approximately 2 months before the onset of the clinical disease.

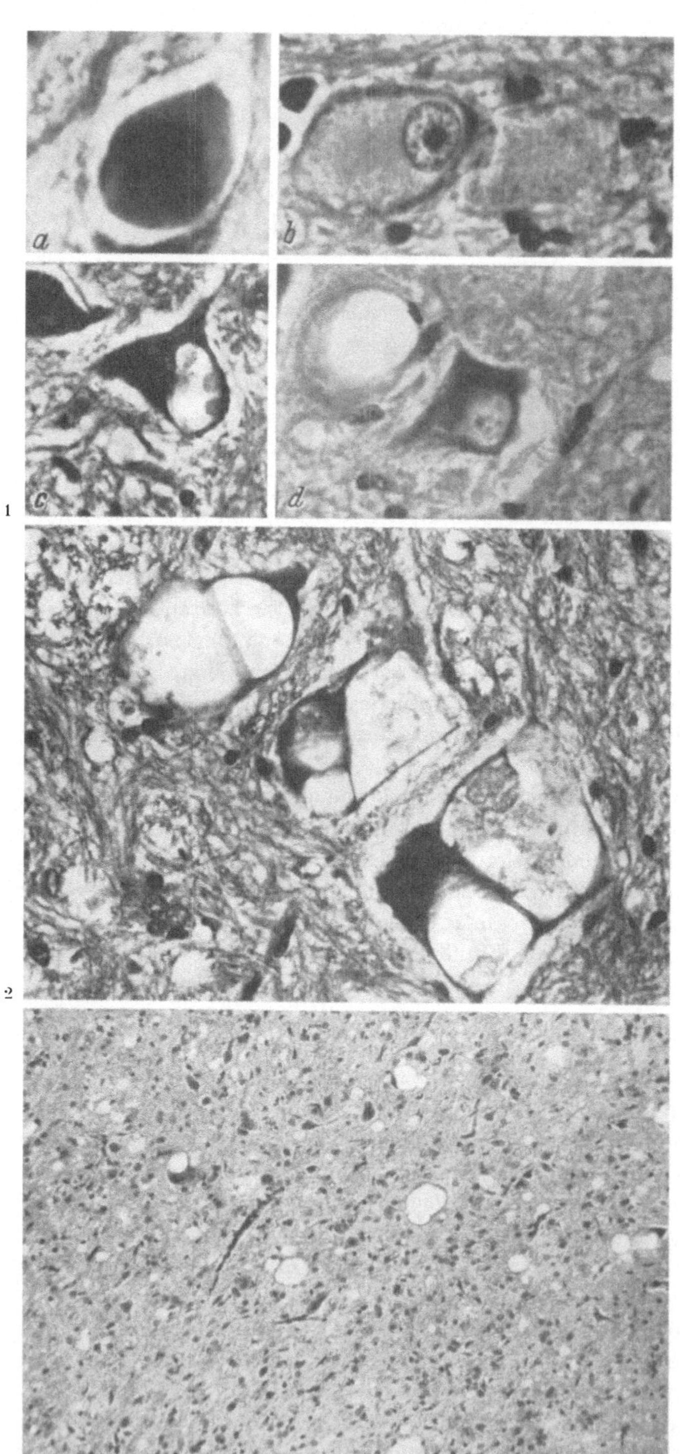

Fig. 1

Fig. 2

Fig. 3

In order to study the incidence distribution and severity of lesions in scrapie, 24 representative cases were chosen out of a total of 1,200 cases examined, and these were divided into three groups as follows: 8 sheep affected with natural scrapie, 8 sheep affected with experimental scrapie and 8 goats affected with experimental scrapie. Each group contained equal numbers of Cheviot and Suffolk sheep. The incubation period of the natural disease was, of course, unknown, but in the experimental disease the incubation period varied from 6—7 months in the Cheviots to 12—16 months in the Suffolks. The goats were chosen according to their clinical syndrome[3,9]; four goats showed the "scratching syndrome" and of these two only rubbed, while the other two were also incoordinated. The other four goats were affected with the "nervous syndrome", two being hyperexcitable and two somnolent. The incubation period of the goats varied from 9—12 months, with the exception of the two somnolent nervous cases which developed the disease 35 and 42 months respectively following inoculation.

Neuronal Lesions

Irrespective of the type of disease, whether natural or experimental, and whether in sheep or goats, neuronal lesions in the form of vacuolation and degeneration are always present in centres along the midline of the neuraxis. Other brain nuclei may also be affected but the consistency and the severity of the changes in these areas varies in different animals.

Medulla oblongata. In the medulla the nuclei of the midline, especially the formatio reticularis alba and the reticular formation are always affected and the intensity of the lesions varies little between the groups. Lesions of varying severity may also be present in the arcuate cells, in the nucleus of the inferior olive, facial, lateral vestibular, dorsal motor vagus and in the cuneate and the lateral cuneate. The frequency of lesions in these nuclei varies, some being often affected, while others rarely. Between the groups of animals a constant finding is the difference in the incidence of lesions in the cuneate nuclei, since they are always affected in Suffolk sheep experimentally affected, while they remain normal in Cheviot sheep and goats so affected. On the other hand about half the Suffolk and Cheviot sheep affected with the natural disease have lesions in these nuclei (Table 1).

Pons. In the pons neuronal lesions are widespread and both vacuolated and degenerated cells are commonly seen in all groups except in the Cheviot sheep affected with natural scrapie, where vacuolated neurones are present in 75 per cent of cases only. Various nuclei may be affected, but the most constant changes are found in the vestibular nuclei and in the spinal and sensory trigeminal. The pontine nuclei are often very severely depleted of neurones and this is especially so in Suffolk sheep suffering from either natural or experimental scrapie.

Mesencephalon. Neuronal lesions are always present in the mesencephalon, especially in the posterior part where the neurones of the tegmental nuclei are vacuolated and degenerated in goats and Suffolks experimentally affected, and in 75 per cent of the other scrapie groups. In the majority of animals lesions are also present in the red nucleus, but here the degenerated cells are either chromatolytic or necrotic and only rarely vacuolated with the exception that goats showing incoordination of gait as a clinical symptom of the disease nearly always have vacuolated neurones of the single and multiple varieties. Lesions may also be seen in the nuclei of the inferior colliculus and substantia nigra in the pigmented cells and less frequently in the nucleus of the superior colliculus.

Diencephalon. Pyknosis and sclerosis of the neurones of the thalamic nuclei are very common, but vacuolation and necrosis are equally present, particularly

---

Fig. 1a—d. a Eosinophilic hyalinization of a neurone in the dentate nucleus of the cerebellum (goat). H & E × 720; b Chromatolysis of neurones in the gyrus subcallosus (Suffolk-experimental scrapie). H & E × 720; c Vacuole with round eosinophilic bodies in a neurone of the reticular formation in the medulla (goat). H & E × 440; d Vacuoles in neurones of the cuneate nucleus of the medulla (Suffolk-natural scrapie). H & E × 650

Fig. 2. Large, multiple vacuoles with necrotic debris in the neurones of the red nucleus in the mesencephalon (goat). H & E × 440

Fig. 3. Degeneration and vacuolation of neurones in the nucleus of the inferior colliculus. (Note severe astrocytic proliferation). (Swaledale-natural scrapie). H & E × 140

Table 1. *Distribution of Neuronal*

Group	Subgroup	Detail	Serial No.	Medulla — Nuclei of midline Vac.	O. D.	Medulla — Cuneate nuclei Vac.	O. D.	Medulla — Other nuclei Vac.	O. D.	Pons Vac.	O. D.
Natural scrapie of sheep	Cheviots		S. 1	+ +	+ +	—	—	+ + +	+ +	+ +	+ + +
			S. 2	+ +	±	+	+	+	+ +	+ + +	+ +
			S. 3	+ +	±	±	±	+ +	+	—	+
			S. 4	+ +	+	—	—	+	+	+	±
	Suffolks		S. 5	+	+	+	+	+	+	+ + + +	+ + + +
			S. 6	+ + + + +	+ + +	+ + + + +	+ + + + +	+ +	+ + +	+ + + +	+ + + +
			S. 7	+ +	+	—	—	+	+	+ +	+ +
			S. 8	+	+	—	—	±	±	+	±
Experimental scrapie of sheep	Cheviots		Es. 1	+ +	+	—	—	—	+	+	+
			Es. 2	+ +	+	—	—	+	±	+	+
			Es. 3	+	+	—	—	+	+	+	±
			Es. 4	+	±	—	—	+	+	+	±
	Suffolks		Es. 5	+ + + + +	+ + +	+ + + + +	+ + + + +	+ + +	+ + +	+ + + + +	+ + + + +
			Es. 6	+ +	+	+ + + + +	+ + + + +	+	+ +	+ + + + +	+ + + +
			Es. 7	+ +	+	+ + + +	+ + +	+ + +	+ + +	+	±
			Es. 8	+ + + +	+ + + +	+ + + + +	+ + + +	+ + + +	+ + + +	+	+
Experimental scrapie of goats	Scratching syndrome	Rubbing and Incoordination	Eg. 1	±	+	—	—	±	+ +	+ +	+
			Eg. 2	+	+	—	—	+ + +	+ +	+ + +	+
		Rubbing only	Eg. 3	+	±	—	—	±	+	+	±
			Eg. 4	+	±	—	—	—	+	±	±
	Nervous syndrome	Hyperexcitable	Eg. 5	+ +	+ +	—	—	+	+	+ + +	+ + +
			Eg. 6	+	+	—	—	±	+	+	+
		Somnolent	Eg. 7	±	+ +	—	—	±	+	+	+
			Eg. 8	+ + +	+ + +	—	—	+ +	+ +	+	+

$\pm - \dfrac{+ + +}{+ +}$ = Various degrees of degeneration or vacuolation.

(±   = not less than 3 cells per section or nucleus per one section affected)

(+ + + = almost all the neurones per section or nucleus per one section affected).

Lesions in Various Parts of the Brain

Mesencephalon						Diencephalon				Gyrus subcallosus		Cerebellum	
Tegmental nuclei		Red nucleus		Other nuclei		Thalamic nuclei		Hypothalamic nuclei				Purkinje cells and cerebellar nuclei	
Vac.	O. D.	Vac.	O. D.	Vac.	O. D.	Vac.	O. D.	Vac.	O. D.	Vac.	O. D.	Vac.	O. D.
+++	++	—	±	+++	+++	—	+	++	++	±	±	++	++
+	±	—	±	—	—	—	+	++	++	—	—	—	+
+	+	—	±	++	++	—	±	++	++	—	±	±	+
—	—	—	±	+	+	—	±	—	—	±	+	—	+
+	+	±	±	++	++	±	+	+	+	±	±	+++	++
+++	++	—	—	++++	++	—	+	+	+	—	—	++	++++
+	+	±	+++++	—	—	—	—	—	—	+	++	—	+++
—	—	—	+	—	—	—	—	+	+	—	—	—	±
±	±	—	+	—	—	—	—	—	—	—	—	—	+++
++	+	—	++	+	—	—	±	±	±	—	—	—	±
—	—	+	+	—	+	±	+	±	±	—	—	+	+
+	+	—	++	±	—	—	—	++	±	—	—	—	—
++	+	—	—	+	+	±	±	+	+	+	+++	++	++
++	+	±	+	++++	++++	+	+	++	+	—	±	++	++++
+	±	—	±	+++	++	—	±	++	++	±	+	++	+
+	+	—	—	—	—	+	+	±	±	±	±	—	+
+++	+	±	++	—	—	±	±	±	±	±	±	—	±
+	+	++	++	++	++	+	+	++	+++	++	++	—	±
++	++	—	±	—	—	—	—	++	+	±	+	+	++
++	++	—	±	—	—	—	—	±	±	±	+	—	±
+++	+++	+++	+++	±	+	+	+	+	+	+	+	—	+
++	+	++	++	+	+	+	++	+	+	+++	+++	±	++
+	++	++	+++	+	+	—	+	—	++	+	+	+	+
++	+	+++	+++	++	+	+	+++	++	++	+	+	+	+

Vac. = vacuolation.
O.D. = other forms of degeneration.

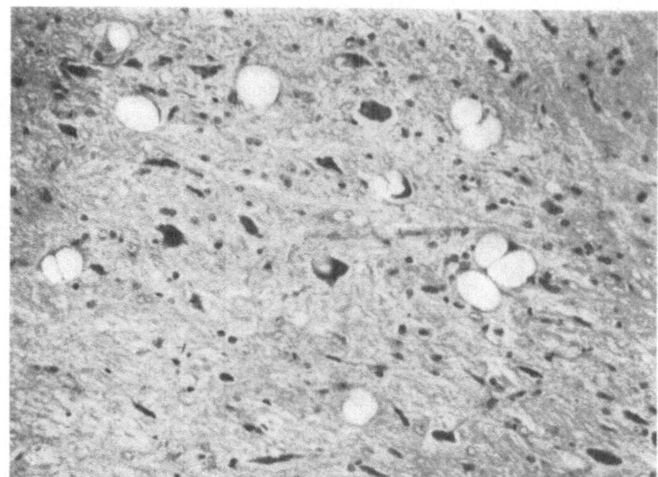

Fig. 4

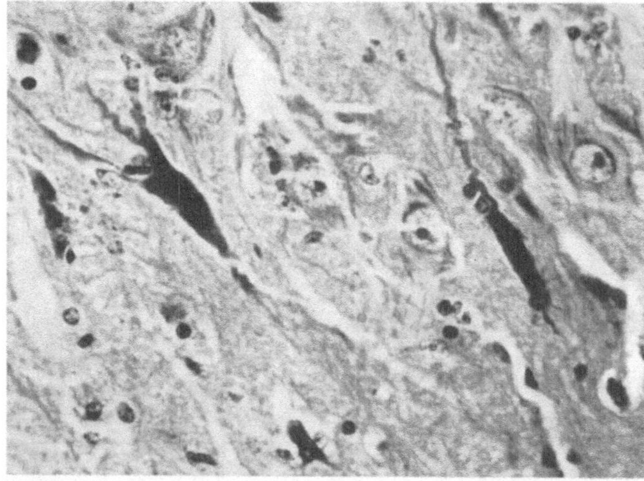

Fig. 5

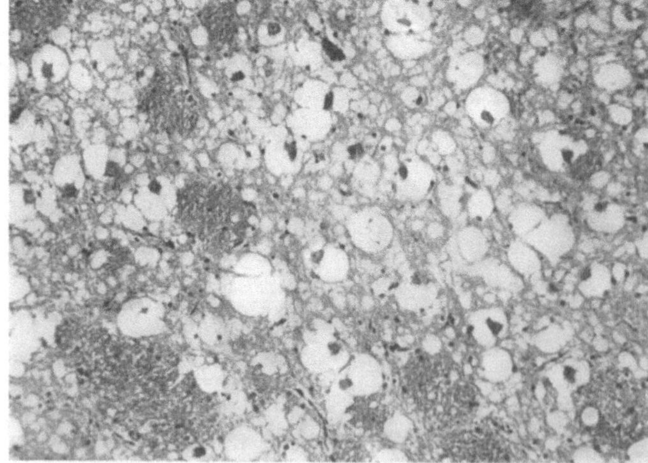

Fig. 6

in the Cheviot sheep and goats experimentally affected. The neurones of the hypothalamic nuclei such as mammillary and paraventricular are more often and more severely affected by vacuolation than those of the thalamic nuclei.

Gyrus subcallosus (Paraterminal body).

Severe neuronal changes including vacuolation is common in the gyrus subcallosus and in the area parolfactoria especially in Suffolk sheep and goats experimentally affected.

Hippocampus. The pyramidal cells of the hippocampus of a proportion of scrapie animals may undergo pyknosis with the formation of minute vacuoles either in the cell body or in the axones (Fig. 5).

Cerebellum. Degeneration and very often vacuolation usually affects the neurones of the various nuclei including the dentate and the Purkinje cells. In some cases the granular layer may also undergo degeneration.

Interstitial Changes

The intercellular ground substance of the grey matter may undergo vacuolar degeneration resulting in many empty spaces. This occurrence may be observed in areas of widespread neuronal destruction or in the thalamus and corpus striatum without accompanying neuronal degeneration. In the brain stem (pons and medulla) and cerebellum only very small focal areas of degeneration are occasionally seen, but in the rostral parts of the brain, especially in the diencephalon and to a lesser extent in the mesencephalon and telencephalon, intercellular vacuolation is very common in Suffolk sheep and goats affected experimentally. Focal areas of almost complete destruction of the brain substance by vacuolation are seen in goats that have developed scrapie after an unusually long incubation period (Table 2). The microscopical picture of these lesions resembles a network of fibres and strands with only a very few neurones remaining (Fig. 6).

Astrocytic proliferation and to a lesser extent microglial infiltration are often present in scrapie brains, especially in centres of widespread neurone degeneration. The medulla is most often affected in the region of the nucleus of the inferior olive or the dorsal motor vagus. Astroglial proliferation within the granular layer of the cerebellum and an increase in the Bergmann nuclei can be seen in about 50 per cent of brains. Astrocytic proliferation relating both to the number of cells and their size is also common in the thalamus, hypothalamus and in the inferior colliculus of the mesencephalon (Fig. 3).

Discussion and Conclusions

A very extensive study of over 1,200 brains from scrapie animals reveals that the most constant and striking lesion is that of the neurones and that amongst various forms of degeneration vacuolation plays such an important part that it has to be considered, if not specific, very highly characteristic of the disease. Changes in other elements of the brain such as astrocytes and the intercellular ground substance appear to be secondary to neuronal damage in view of the fact that the severity and the spread of these lesions increases with the length of the incubation period and of the clinical disease. In Cheviot sheep experimentally affected that have had a comparatively short incubation period and a rapidly progressive clinical disease, neuronal lesions are less severe than in any other group of animals and interstitial changes are only occasionally present. On the other hand Suffolk sheep and goats experimentally affected that have developed scrapie after a long incubation period followed by a slowly progressive clinical disease, not only show neuronal changes of unusual severity but also a widespread astrocytic proliferation and intercellular degeneration which may be very extensive in some goats.

The distribution of the cerebral lesions may explain to a large extent many of the clinical manifestations in scrapie. Thus lesions in the red nucleus, cerebellum and tegmentum will cause incoordination of movement and disturbances in

---

Fig. 4. Widespread degeneration and vacuolation of neurones in the dentate nucleus of the cerebellum. (Note complete absence of any glial reaction) (goat). H & E × 180

Fig. 5. Pyknosis of pyramidal cells in the hippocampus (Suffolk-natural scrapie) H & E × 440

Fig. 6. Intercellular vacuolation in the diencephalon (goat). H & E × 110

Table 2. *Distribution of Interstitial Changes in Various Parts of the Brain*

			Serial No.	Medulla V.	Medulla G.	Pons V.	Pons G.	Mesencephalon V.	Mesencephalon G.	Diencephalon V.	Diencephalon G.	Gyrus subcallosus V.	Gyrus subcallosus G.	Cerebellum V.	Cerebellum G.
Natural scrapie of sheep	Cheviots		S. 1	−	+	−	±	−	+	±	+	−	−	−	+
			S. 2	±	+	−	−	−	−	+	−	−	−	−	−
			S. 3	+	++	−	−	−	±	−	+	−	−	−	−
			S. 4	−	−	−	−	−	−	−	−	−	−	−	±
	Suffolks		S. 5	−	++	−	±	++	±	−	−	−	−	−	+
			S. 6	+	±	±	+	−	++	+	±	−	−	+	+
			S. 7	−	+	−	−	−	−	−	±	±	−	−	++
			S. 8	−	−	−	++	−	−	−	−	±	−	−	−
Experimental scrapie of sheep	Cheviots		Es. 1	−	−	−	−	−	−	−	−	−	−	−	+
			Es. 2	−	+	−	−	−	−	−	−	−	−	±	−
			Es. 3	−	±	−	−	−	++	±	−	−	−	−	−
			Es. 4	−	±	−	−	−	−	−	−	−	−	−	−
	Suffolks		Es. 5	±	++	−	±	±	++	+	−	+	+	++	+
			Es. 6	−	++	±	+	−	++	++	+	−	−	−	±
			Es. 7	±	++	−	−	+	++	++	−	+	−	−	+
			Es. 8	−	−	−	−	+	−	+	−	+	−	− ?	−
Experimental scrapie of goats	Scratching syndrome	Rubbing, Incoord.	Eg. 1	−	−	−	−	−	−	−	−	−	−	−	−
			Eg. 2	−	++	−	−	++	+	+	−	+	+	−	−
		Rubbing only	Eg. 3	−	+	−	−	−	−	+	−	−	−	−	±
			Eg. 4	−	−	−	−	−	−	−	−	−	−	−	−
	Nervous syndrome	Hyper-excitable	Eg. 5	−	−	−	−	±	−	+	−	+	−	−	−
			Eg. 6	−	±	−	−	++	++	+	±	++	+	−	−
		Somnolent	Eg. 7	±	±	+	++	++ ++	+	++ ++ +	+	++ ++	+	+	+
			Eg. 8	++	±	±	+	++ +	+	++ ++	±	++	+	±	±

V. = vacuolation of the intercellular ground substance.
G. = glial proliferation.

muscular tonus. Changes in the hypothalamic nuclei will result in somnolence while damage to the spinal and sensory trigeminal nuclei in the pons may explain some of the disturbances in tactile sensibility. Other clinical symptoms may be caused by lesions in the thalamic nuclei and superior colliculi, which control visual activities and by changes in the vestibular nuclei and the inferior colliculi which coordinate auditory impulses and body balance.

Summary

An extensive study of over 1,200 brains from scrapie sheep and goats revealed that the essential lesion in both the natural and the experimental disease is a focal or diffuse degeneration of the grey matter. With the exception of the actual cerebral cortex pathological changes may be present in all parts of the brain. The neurones appear to be primarily affected by many forms of degeneration and necrosis, but neuronal vacuolation plays such an important part in the process that it has to be considered, if not specific, very highly characteristic of the disease.

Changes in the interstitial elements of the grey matter such as astrocytic proliferation and intercellular ground substance vacuolation are secondary to neuronal damage. The severity of these lesions increases with the length of the incubation period and of the clinical disease. Thus in Cheviot sheep experimentally infected that have a comparatively short incubation period and a rapidly progressive clinical disease neuronal lesions are less severe than in other animals investigated and interstitial changes are only seldom present. On the other hand, in goats and Suffolk sheep in which scrapie has been experimentally induced after a very long incubation period (1—3 years) which was followed by a slowly progressive clinical disease, not only were neuronal changes unusually severe but astrocytic proliferation was widespread and the vacuolation of the intercellular ground substance was very marked.

In the majority of scrapie animals, whether naturally affected or experimentally induced, the distribution of cerebral lesions may explain many clinical manifestations of the disease.

Zusammenfassung

Umfangreiche Untersuchungen an 1200 Gehirnen von Schafen und Ziegen, die von der Scrapie-Krankheit befallen waren, ergaben, daß sowohl bei natürlich auftretenden als auch bei experimentell hervorgerufenen Krankheitsfällen eine herdförmige oder diffuse Degeneration der grauen Substanz die hauptsächliche Läsion darstellt. Die Neuronen erscheinen primär von mannigfachen Degenerations- und Nekroseveränderungen betroffen, doch spielt die Vacuolisierung der Neuronen eine derart wichtige Rolle in diesem Prozeß, daß man sie als einen äußerst charakteristischen, wenn nicht gar spezifischen Befund dieser Krankheit betrachten muß.

Veränderungen in den interstitiellen Elementen der grauen Substanz, wie Astrocytenwucherung und Vacuolisierung der intercellulären Grundsubstanz, sind gegenüber den Schädigungen der Neuronen von untergeordneter Bedeutung. Die Schwere dieser Läsionen nimmt mit der Länge der Inkubationszeit und mit der Dauer des klinischen Erkrankungszustandes zu. So sind die Läsionen bei experimentell infizierten Cheviot-Schafen, bei denen die Inkubationszeit relativ kurz ist und die klinische Krankheit sehr schnell fortschreitet, leichter als bei anderen untersuchten Tieren, und interstitielle Veränderungen sind nur selten zu beobachten. Andererseits waren bei Ziegen und Suffolk-Schafen, in denen die Scrapie-Krankheit nach einer sehr langen Inkubationszeit (1—3 Jahre) experimentell hervorgerufen wurde, worauf der Verlauf des klinischen Erkrankungszustandes nur langsam fortschritt, die Neuronenveränderungen nicht nur ungewöhnlich stark, sondern es kam auch zu verbreiteter Astrocytenwucherung und zu ausgeprägter Vacuolisierung der intercellulären Grundsubstanz.

Bei den meisten Tieren kann ohne Rücksicht darauf, ob die Krankheit spontan oder auf experimentellem Weg entstanden ist, die Verteilung der cerebralen Läsionen viele klinische Symptome der Krankheit erklären.

References

[1] Hadlow, W. J.: Proc. 63rd Ann. Meet. U.S. Livestock Sanitary Assoc., San Francisco, 300 (1959).
[2] Pattison, I. H.: Lancet **272**, 104 (1957).
[3] —, and G. C. Millson: J. comp. Path. **71**, 101 (1961).
[4] Wight, P. A. L.: J. comp. Path. **70**, 70 (1960).
[5] Zlotnik, I.: Nature (Lond.) **180**, 393 (1957).
[6] — J. comp. Path. **68**, 148 (1958).
[7] — J. comp. Path. **68**, 428 (1958).
[8] — Nature (Lond.) **185**, 785 (1960).
[9] — J. comp. Path. **71**, 440 (1961).
[10] —, and J. C. Rennie: J. comp. Path. **67**, 30 (1957).
[11] — — J. comp. Path. **68**, 411 (1958).
[12] —, and R. D. Katiyar: Vet. Rec. **73**, 543 (1961).

Dr. I. Zlotnik,
Animal Diseases Research Association, Moredun Institute, Gilmerton, Edinburgh,
Scotland, Great Britain

Acta Neuropathologica, Suppl. I, 71—77 (1962)

Aus dem Institut für Pathologie der Tierärztlichen Hochschule Hannover
(Direktor: Prof. Dr. Dr. h.c. P. COHRS)

Cytometrische und elektronenmikroskopische Untersuchungen zur Frage der Satellitose im Cortex cerebri der Vogeltiere

Von

L. CL. SCHULZ

Mit 4 Textabbildungen

In der Neurohistologie umfaßt der Begriff ,,Satellit'' alle gliösen Zellen, die räumlich einer Nervenzelle, einem Gefäß oder einem Nervenzellfortsatz zugeordnet sind (NIESSING 1957). Dagegen versteht man unter ,,Satellitose'' eine Vermehrung dieser Satelliten- oder Trabantzellen unter pathologischen Bedingungen (SCHOLZ 1957).

Im Gehirn von Vogeltieren lassen die Trabantzellen schon unter physiologischen Bedingungen einen relativ engen Kontakt mit ihren Ganglienzellen erkennen. Sie berühren vereinzelt nicht nur die Ganglienzellen, sondern werden nicht selten unter dem Erscheinungsbild der sogenannten ,,Pseudoneuronophagie'' bis zur Hälfte ihres Umfanges vom Ganglienzell-Cytoplasma umfaßt. Da bei Vogeltieren demnach bereits die normalen Lagebeziehungen zwischen Ganglien- und Gliazellen sehr eng sind, kann die Beurteilung einer Gliaaktivierung im Rahmen pathologischer Prozesse, beispielsweise im Frühstadium der ,,Newcastle-disease'' beim Huhn, nur durch Anwendung cytometrischer Untersuchungsverfahren objektiviert werden.

Material und Methodik

Das Untersuchungsmaterial umfaßt 90 Gehirne gesunder Schlachthühner, 27 Frühstadien der Newcastle-disease (gestorbene Tiere ohne encephalitische Symptome) sowie 25 neurologisch gesunde exotische Vögel. Das Untersuchungsmaterial wurde in einer Zweijahresperiode gesammelt, einheitlich in $10^0/_0$iger Formollösung fixiert und Doktoranden zur cytometrischen Auswertung übergeben. Diese Messungen umfaßten bei Hühnervögeln: 1. die Anzahl der Ganglien- und Gliazellen pro Flächeneinheit, 2. den Abstand der Satellitenzellen von ihrer zugehörigen Ganglienzelle (HAMMER 1959; SCHMIDT 1961) und 3. das Volumen der Satellitenzellen (LAMPE 1961). Alle drei Meßverfahren kamen ebenfalls bei den Exoten zur Anwendung (KNÖSEL 1961). Die cytometrische Auswertung erfolgte an 7 μ-dicken Hämalaun-Eosin-gefärbten Schnitten. Alle Meßflächen entstammten einheitlich dem Hyperstriatum. Weitere Ausführungen zur Methodik finden sich bei der Besprechung von Tab.1.

In einer weiteren Versuchsreihe wurden insgesamt 78 Leghorn-Linien-Hybriden mit drei verschiedenen Newcastle-Virusstämmen infiziert und das Verhalten der Glia im Infektionsablauf mittels der drei erwähnten cytometrischen Verfahren sowie durch elektronenmikroskopische und histochemische Untersuchungen überprüft. Eine detaillierte Beschreibung dieser Versuchsreihe erfolgt an anderer Stelle.

Ergebnisse

I. Die Neuroglia unter physiologischen Bedingungen

In der Abb.1 werden die untersuchten Vogeltiere in Abhängigkeit von ihrer Körpergröße in vier Gruppen eingeteilt. Die Verteilung der *Ganglienzellen pro*

Flächeneinheit (1,16 mm²) variiert geringgradig in den einzelnen Gruppen. Bei
den übergroßen Gehirnen der Straußentiere sind die Ganglienzellen lockerer ver-

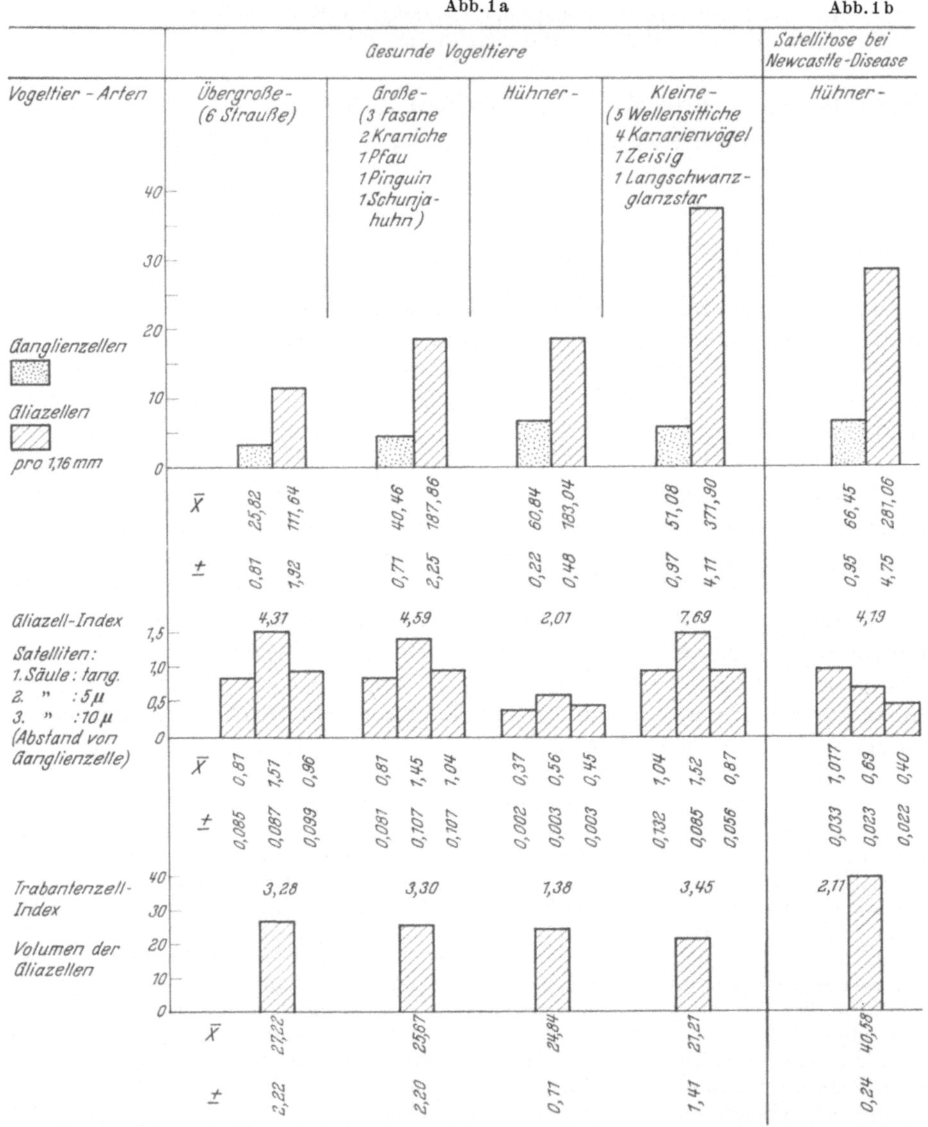

Abb. 1a. Physiologische Lageverteilung und Volumen der Neuroglia verschiedener, der Körpergröße nach zusammengestellter Vogelkollektive im Vergleich mit Hühnervögeln. — Angabe des Mittelwertes und des mittleren Fehlers. — Die Signifikanz der Differenz zweier Mittelwerte wurde zwischen folgenden Kollektiven überprüft: Gliazellanzahl bei übergroßen und kleinen Vögeln $p = {} < 0{,}001$; Anzahl tangierender Satelliten bei übergroßen und Hühnervögeln $p = {} < 0{,}001$

Abb. 1b. Lageverteilung und Volumen der aktivierten Glia bei Hühnervögeln — Anzahl der Gliazellen bei gesunden und kranken Hühnern $p = {} < 0{,}001$; Anzahl tangierender Satelliten bei gesunden und kranken Hühnern $p = 0{,}001$; Volumen der Gliazellen gesunder und kranker Hühner $p = {} < 0{,}001$

teilt als bei den großen und kleinen Vogeltieren. Stärkere Unterschiede läßt die
Verteilung der *Gliazellen pro Flächeneinheit* erkennen, wobei die kleinen Vogeltiere

eine stärkere Konzentration aufweisen. Noch deutlicher werden diese Differenzen beim Vergleich des sogenannten „Gliaindex" (Anzahl der Gliazellen pro Ganglienzelle). Er liegt bei den kleinen Vogeltieren mit 7,30 extrem hoch und kann sehr wahrscheinlich als ein Ausdruck der relativ größeren Stoffwechselleistungen bei kleinen Tieren angesehen werden.

In der zweiten Reihe der Abb. 1 wird die Lagebeziehung der einer Ganglienzelle als *Trabanten* zugeordneten Gliazellen demonstriert. Dabei werden empirisch, aber dennoch relativ willkürlich, alle Oligodendrogliazellen, die sich im Umkreis von 15 μ um die Ganglienzelle befinden, als Trabantzellen angesprochen. Innerhalb dieses 15 μ Umkreises erfolgt nochmals eine Unterteilung der Trabantzellen in drei Gruppen: 1. Säule = tangierende Trabanten, 2. im Abstand bis zu 5 μ befindliche — und 3. im Abstand bis zu 10 μ befindliche Trabantzellen. — Wie aus der Abb. 1 ersichtlich, ist die Lageverteilung der Trabantzellen verhältnismäßig einheitlich. Das heißt in allen vier, der Körpergröße nach zusammengestellten Kollektiven umlagern etwa 40% aller Trabantzellen ihre Ganglienzelle im Abstand von 5 μ, 30% sind weiter entfernt (bis 10 μ) und 30% tangieren.

Von diesen relativen Lagebeziehungen abgesehen, ist jedoch die *absolute Anzahl der Trabantzellen* (Trabantzellenindex) bei den Hühnervögeln signifikant kleiner

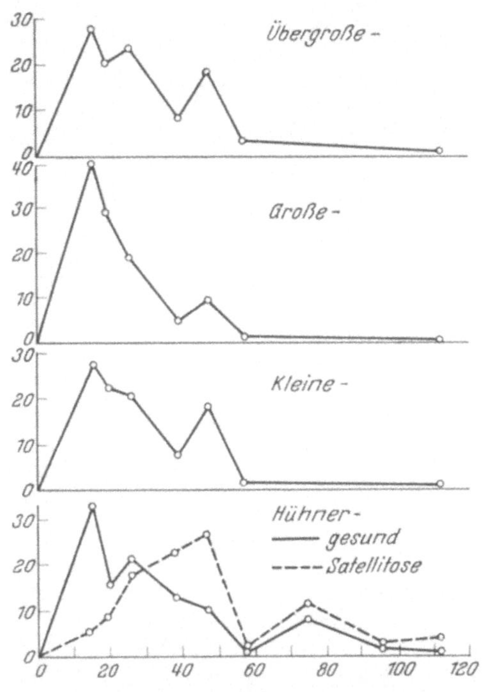

Abb. 2. Häufigkeitsverteilungen der Kernvolumina (berechnet an insgesamt 28000 Zellkernen); Besprechung siehe im Text

als bei den Wild-, Zoo- und kleinen Käfigvögeln. Es fragt sich, ob diese interessante Differenz einem Einfluß der Domestikation zuzuschreiben sein könnte.

Der Vergleich des *Volumen-Mittelwertes* aller Gliazellkerne erbringt keine wesentlichen Abweichungen. Demnach sind die Gliazellkerne beim Strauß und Kanarienvogel im Mittelwert gleich groß. Auch die Häufigkeitsverteilungen der Kernvolumina zeigen nur geringgradige Unterschiede (Abb. 2). Kein Kollektiv entspricht der Gauß-Verteilung. Alle bestehen aus mehreren Teilkollektiven und lassen eine Übereinstimmung im ersten Gipfel erkennen, der wenig unterhalb 20 μ^3 liegt. Der zweite Gipfel befindet sich etwa bei 40 μ^3 bzw. bei den gesunden Hühnervögeln wenig unterhalb von 80 μ^3. Demnach scheint die Verteilung dem Gesetz der Kernvolumenverdoppelung zu folgen (HINTZSCHE 1936). Von Bedeutung ist außerdem ein Nebengipfel bei ca. 28 μ^3, der in allen Kollektiven mit Ausnahme der kleinsten Vogeltiere mehr oder weniger ausgeprägt vorhanden ist. Es könnte sich hierbei um Kerne handeln, die an sich dem 20 μ-Kollektiv angehören, aber eine mäßige funktionelle Kernschwellung als Ausdruck einer Eiweiß-Synthese im Sinne von Bennighoff (1951), Altmann (1955) sowie Oehlert u. Schultze (1960) erfahren haben.

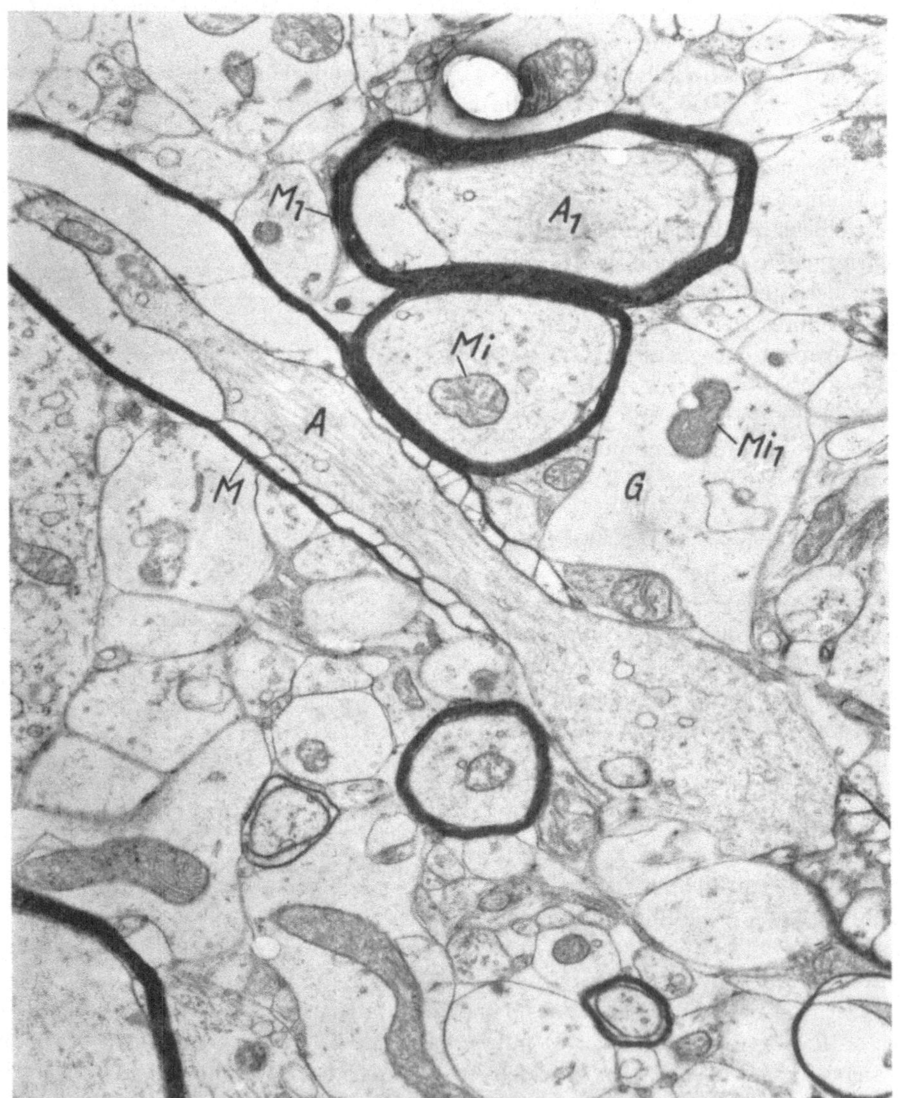

Abb. 3. Lagebeziehungen von Nerven- und Gliafasern im Neostriatum des Huhnes. Längsgeschnittene Achsencylinder (A) mit lockerer Verankerung an Markscheide (M); quergeschnittener Achsencylinder (A_1) mit Markscheide M_1; Gliafaser-Querschnitte (G); Mitochondrien in Nerv (Mi) und Gliafasern (Mi_1)

II. Die Aktivierung der Neuroglia im Frühstadium der Newcastle-disease (sogenannte Satellitosis)

Wie die Abb. 1b demonstriert, ist die sogenannte Gliaaktivierung gekennzeichnet durch einen signifikanten Anstieg der *Gliazellenanzahl* pro Flächeneinheit sowie durch eine Vergrößerung des *Kernvolumen*-Mittelwertes. Die

Häufigkeitsverteilung der Kernvolumina (Abb. 2) weist aus, daß diese Verschiebung durch Wegfall des ersten Gipfels bei 20 μ^3 und unter Erscheinen eines neuen Gipfels bei 45 μ^3 zustande kommt. Es wird sich hierbei wohl nicht um eine prä-

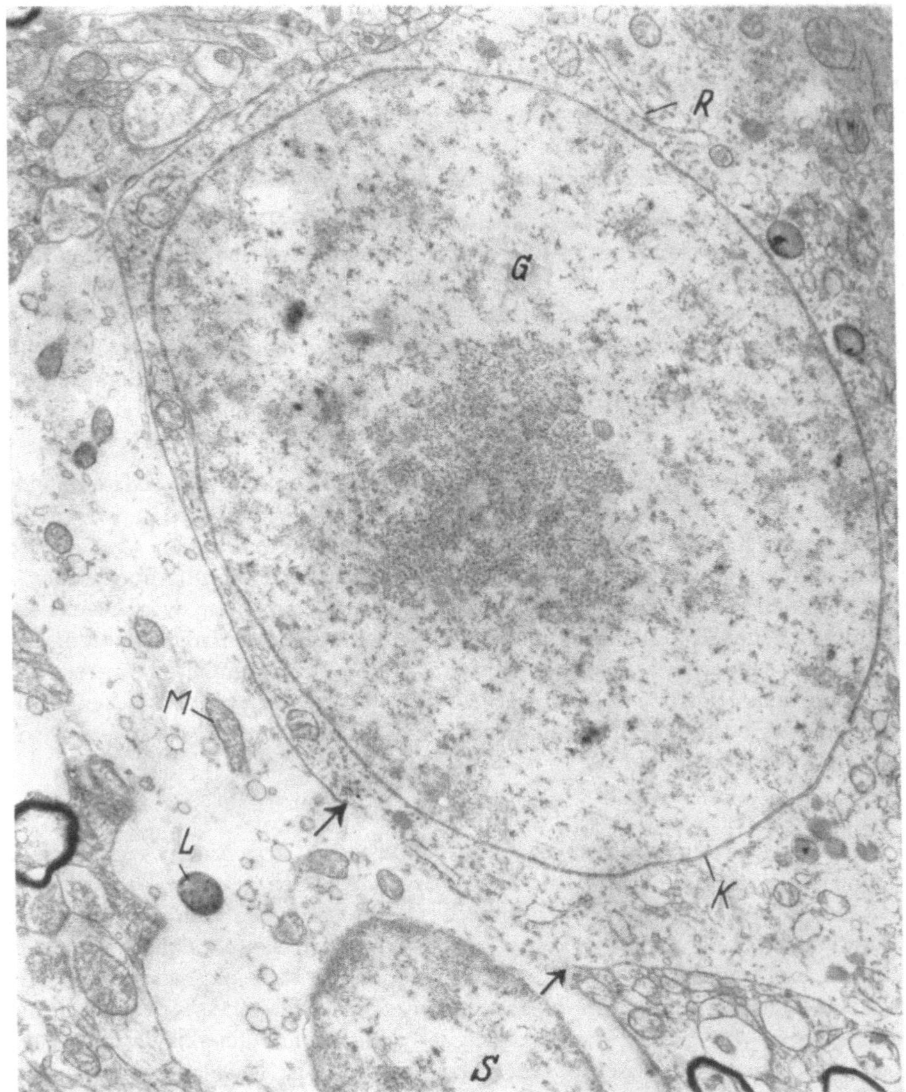

Abb. 4. Satellitenzellkern (S) in engem cytoplasmatischen Kontakt mit einer Ganglienzelle (G). Verlust beider Zellmembranen in der Kontaktzone (zwischen Pfeilen); doppelte Kernmembran (K); Mitochondrien (M); lipoidhaltige Einschlüsse (L); endoplasmatisches Reticulum (R)

mitotische Kernvolumenverdoppelung handeln, da die entsprechenden Tochterzellen bei 20 μ^3 offensichtlich fehlen, sondern um eine ausgeprägte funktionelle Kernschwellung, die beispielsweise bei Fibroplasten mehr als 100°/₀ ausmachen kann (BECKER u. NEUBERT 1959).

Diese Befunde sprechen für eine trophische Gliafunktion, deren Existenz und Bedeutung wohl nicht mehr bestritten werden kann (Friede 1933, 1953; Kulenkampff 1951, 1952, 1958; Krbeck 1955; Niessing 1957; Oksche 1958).

Von besonderer Wichtigkeit erscheint bei der präencephalitischen Satellitose die Erhöhung des „*Trabantenzellindex*" um etwa 60% und die *Annäherung der Trabanten* an ihre Ganglienzelle. Strenggenommen läßt sich allerdings nur die Annäherung der Trabantenzellkerne nachweisen, da die cytoplasmatischen Abgrenzungen der Gliazellen lichtmikroskopisch nicht sicher bestimmt werden können. Einen besseren Einblick in die Lagebeziehungen der einzelnen Gewebsanteile im ZNS vermitteln elektronenmikroskopische Untersuchungen.

Eine Grundsubstanz, wie sie das lichtmikroskopische Bild aufzuweisen scheint, läßt sich bei Säugetieren ultramikroskopisch nicht darstellen (Farquhar 1955; Schultz, Maynard u. Pease 1957; Niessing u. Vogel 1957; Horstmann u. Meves 1959; Cervos-Navarro 1959). — Abb. 3 und 4 demonstrieren, daß auch im Cortex des Huhnes Nervenzellen und Gliazellen sowie deren gröbere und feinste Ausläufer lückenlos aneinander grenzen. Dieses wird besonders deutlich in den medialen faserreichen Gebieten des Neostriatum eines gesunden Huhnes (Abb. 3).

Nach Aussage der Elektronenmikroskopie muß auch die Existenz eines Syncytiums der Gliazellfasern geleugnet werden. Dagegen konnten wir bei der Satellitose in Kontaktzonen zwischen Ganglienzellen und deren tangierenden Satelliten einen fakultativen Verlust beider Zellmembranen (Abb. 4) oder in anderen Fällen Porenbildungen nachweisen. Dieser unmittelbare cytoplasmatische Kontakt zwischen Ganglienzelle und Satellit dürfte nicht als Initialstadium einer Phagocytose sondern als Ausdruck einer nutritiven Funktion der aktivierten Glia anzusehen sein. Hierfür sprechen auch die Ergebnisse der cytometrischen Untersuchungen sowie tierexperimentell gewonnene Befunde, über die an anderer Stelle berichtet werden soll.

Zusammenfassung

Cytometrische Untersuchungen am Großhirn von Vogeltieren verschiedener Art und Körpergröße (Strauß bis Kanarienvogel) haben ergeben, daß der Gliaindex bei den kleinsten Vögeln besonders groß und bei den domestizierten Hühnervögeln ohne Abhängigkeit von der Körpergröße sehr klein ist. Kernvolumina und Lageverteilungen der Gliazellen lassen beim Vergleich der Vogelkollektive keine signifikanten Unterschiede erkennen. Von den Satellitenzellen berühren etwa 30% ihre Ganglienzelle. — Nach einer Gliaaktivierung (Satellitose im präencephalitischen Stadium der Newcastle-disease) kommt es zu einer signifikanten Vergrößerung der Gliazellkerne sowie zur signifikanten Vermehrung der Gliazellen bei gleichzeitiger Tendenz zur Annäherung an die Ganglienzellen. Elektronenmikroskopisch sind in der Kontaktzone zwischen Ganglienzellen und tangierenden Satelliten Porenbildungen oder größere herdförmige Unterbrechungen der Zellmembranen beider Zellen zu beobachten. Dieser innige cytoplasmatische Kontakt wird unter gleichzeitiger Berücksichtigung der cytometrischen Befunde als Ausdruck einer trophischen Funktion der aktivierten Glia gedeutet.

Summary

Cytometrical investigations of the cerebrum in birds of different species and sizes (from ostriches to canaries) have shown that the glial index is especially high in the smallest birds, and very low in domesticated fowl irrelevant of size. In comparing the bird collectives no significant differences in the nuclear volume and the location of the glial cells could be found. Approximately 30°/₀ of the satellite cells were bordering on their nerve cells. — After glial activation (satellitosis in the pre-encephalitic phase of the Newcastle disease) glial nuclei considerably expanded, and glial cells remarkably increased in number, at the same time showing the tendency to move closer to the nerve cells. With the electron microscope the formation of pores or fairly wide, localized disruptions of cell membranes in both types of cells could be observed in the contact zones between nerve cells and satellites. Taking into consideration also cytometrical findings, this close cytoplasmic contact is interpreted as the manifestation of a trophic function of activated glia.

Literatur

ALTMANN, H. W.: Z. Krebsforsch. **58**, 632—640 (1952).

BENNIGHOFF, A.: Anat. Nachr. **1**, 50—66 (1951).

FARQUHAR, M. G.: Anat. Rec. **121**, 291—299 (1955).

FRIEDE, R.: Wien. Z. Nervenheilk. **7**, 143—152 (1953).

— Virchows Arch. path. Anat. **324**, 15—26 (1953).

HAMMER, H. H.: Metrische Untersuchungen zum Verhalten der Neuroglia bei der nicht-eitrigen Encephalitis des Huhnes. Dissertation. Hannover 1959.

HORSTMANN, E., u. H. MEVES: Z. Zellforsch. **49**, 569—604 (1959).

KNÖSEL, A.: Die Neuroglia im Großhirn verschiedener Vogeltierarten (Zoo-, Wild- und Käfig-vögel). Dissertation. Hannover 1961.

KRBECK, F.: Histochemische und morphologische Untersuchungen an Glia-Satelliten im Rückenmark der weißen Maus. Dissertation. Würzburg 1955.

KULENKAMPFF, H.: Z. Anat. Entwickl.-Gesch. **116**, 143—156 (1951).

— Z. Anat. Entwickl.-Gesch. **116**, 304—312 (1952).

— Z. Anat. Entwickl.-Gesch. **120**, 235—246 (1958).

LAMPE, J.: Das Verhalten des Zellkernvolumens bei der Gliaaktivierung (Satellitose) des Huhnes. Dissertation. Hannover 1961.

NIESSING, K.: Ber. phys. med. Ges. Würzburg **68**, 100—114 (1956/57).

—, u. K. VOGELL: Z. Naturforsch. **12b**, 641—646 (1957).

OEHLERT, W., u. B. SCHULTZE: Beitr. path. Anat. **123**, 101—113 (1960).

OKSCHE, A.: Z. Zellforsch. **48**, 74—129 (1958).

SCHMIDT, F.: Zytometrische Untersuchungen zur Verteilung der Neuroglia im Großhirn des Huhnes. Dissertation. Hannover 1961.

SCHOLZ, W.: Handbuch der spez. pathol. Anatomie. Berlin, Göttingen, Heidelberg: Springer 1957.

SCHULTZ, R. L., E. A. MAYHARD and D. C. PEASE: Amer. J. Anat. **100**, 369—407 (1957).

Priv. Doz. Dr. L. CL. SCHULZ,
Institut für Pathologie der Tierärztlichen Hochschule, Hannover, Deutsche Bundesrepublik

Acta Neuropathologica, Suppl. I, 78—82 (1962)

Aus dem Veterinär-Pathologischen Institut der Karl Marx-Universität Leipzig
(Direktor: Prof. Dr. med. vet. habil. K. Potel)

Blut-Hirnschranke bei tierischen Virusencephalitiden

Von

K. Potel

Unter den bei unseren Haustieren bisher festgestellten Viruskrankheiten, deren Erreger vorwiegend neurotrope, epitheliotrope, pneumotrope oder auch pantrope Eigenschaften besitzen, interessiert in der Tierpathologie, speziell in der Neuropathologie, besonders die Gruppe der Infektionen, die gewöhnlich unter den Erscheinungen einer hämorrhagischen Septikämie verlaufen, die aber in den letzten Jahrzehnten auch vermehrtes Befallensein des Nervensystems erkennen lassen, also Beispiele einer gewissen Pathomorphose darstellen.

Die Viruskrankheiten von septikämischem Charakter, zu denen einige der wirtschaftlich bedeutsamsten Tierseuchen, wie Schweinepest, Geflügelpest, ansteckende Blutarmut der Pferde, Hundestaupe usw., zu rechnen sind, nehmen sowohl in pathologisch-anatomischer als auch in virologischer Hinsicht eine Sonderstellung ein. Es fehlt hier eine Beschränkung der Erregeraffinität auf bestimmte hochdifferenzierte Gewebe, wie wir sie von den üblichen Viruskrankheiten gewohnt sind. Der eigentliche Vermehrungsort des Virus bei diesen Krankheiten ist uns noch unbekannt.

Den meisten hierher gehörigen Virusarten kommt eine ausgesprochene kreislaufdynamische Wirkung zu. Die infizierten Tiere zeigen schwere Allgemeinerscheinungen und sterben schließlich unter den Symptomen eines Kreislaufkollapses. Im Vordergrund des Zerlegungsbildes stehen die Folgen dieser Blutumlaufstörungen, Zeichen von Gefäßwandschädigungen, die jedoch nicht immer morphologisch faßbar sind, sowie hyperplastische und regressive Veränderungen im lymphopoetischen System.

Alle septikämisch verlaufenden Viruskrankheiten können mit einer Encephalitis oder Encephalomyelitis einhergehen, die um so häufiger und ausgeprägter ist, je protrahierter der Krankheitsverlauf ist. In manchen Epizootien bei Schweinepest, Newcastle-disease und Hundestaupe treten die Erscheinungen im Zentralnervensystem besonders hervor. Ob hierbei immunbiologische Faktoren der Wirtstiere, Virulenzunterschiede oder Variationen der pathogenen Tendenzen des Erregers eine entscheidende Rolle spielen, konnte bisher noch nicht ermittelt werden.

Während meiner Tätigkeit im Friedrich Löffler-Institut, Insel Riems, hatte ich Gelegenheit, mich auf Grund umfangreicher experimenteller Untersuchungen mit den vielfältigen pathogenetischen Fragen auf diesem speziellen Gebiet zu befassen. Im Mittelpunkt unserer Arbeiten stand das Encephalitisproblem bei der Schweinepest, d.h. die Frage nach den ursächlichen Faktoren, die für das Zustandekommen encephalitischer Prozesse bei dieser Krankheit verantwortlich gemacht werden können. Ich wende mich daher in meinen Ausführungen im wesentlichen dieser Virusinfektion zu, die in ihrer Bearbeitung gleichsam als Modell für weitere Untersuchungen an anderen, durch pantrope Virusarten verursachten Tierkrankheiten dienen kann.

Bereits bei der Durchführung früherer experimenteller Untersuchungen konnten wir feststellen, daß frühestens 24 Std p.i. im Gehirn schweinepestinfizierter

Tiere initiale proliferative, teilweise auch degenerative Veränderungen an den Zellelementen arterieller Gefäßaufzweigungen und postcapillärer Venolen bestanden, daß schon nach 48 Std alle Merkmale des selbständigen encephalitischen Symptomenkomplexes vorhanden sein konnten. Während in Nachbarschaft von Gefäßen mit offensichtlichen Zellschädigungen verhältnismäßig selten Blutungen (per rhexim) nachweisbar waren, fanden sich dagegen recht häufig an intakt erscheinenden Gefäßbezirken deutliche Zeichen eines behinderten Blutumlaufs in den terminalen Strombahnen, der für das perivasale Gewebe zumeist nicht ohne Folgen geblieben war. Sero- und Erythrodiapedese verschiedenen Grades waren das Ergebnis. Das Aussickern von seröser Flüssigkeit und eine Ödematisierung gefäßnaher Bezirke sahen wir übrigens besonders bei der Staupeencephalitis. Diese Vorgänge führten zu dem als Status spongiosus bekannten Gewebsbild. Es besteht kein Zweifel, daß man es hier mit den Erscheinungen funktioneller Störungen der Gefäßschranken, mit einer erhöhten Permeabilität der Hirngefäße zu tun hat, wobei die Frage nach der unmittelbaren Beteiligung des Virus an der Auslösung dieses Vorgangs noch offen bleiben muß. In weiteren Untersuchungen hielten wir es für angezeigt, das Verhalten der Blut-Hirnschranke (BHS) während des Infektionsablaufs der Schweinepest auf der Grundlage des intravitalen Farbstoffversuchs einer näheren Prüfung zu unterziehen. Insbesondere interessierte uns auch die Frage, ob schon vor Ausbildung morphologisch faßbarer Gewebsveränderungen Zeichen von Permeabilitätsstörungen bestehen können, die gewissermaßen als Vorstadien späterer entzündlicher Prozesse zu deuten wären. Für die Funktionsprüfungen der BHS wählten wir als Indicator die Vitalfarbstoffe Trypanblau und Geigyblau. Bei der Kürze der Referierzeit ist es mir versagt, auf Einzelheiten der Methodik einzugehen. Es soll jedoch nicht unerwähnt bleiben, daß die Gehirne aller infizierten Versuchstiere auch auf ihren jeweiligen Virusgehalt mittels der üblichen Titrationsmethoden geprüft wurden.

Unsere Versuche führten zu folgenden Ergebnissen:

Während der Ausbildung und Weiterentwicklung eines encephalitischen Gewebsprozesses war es zu einer erhöhten Permeabilität der Gefäßwände, insbesondere der Capillarbezirke, gekommen, die sich den intraarteriell zugeführten Vitalfarbstoffen gegenüber in mehr oder weniger auffälliger Weise als durchlässig erwiesen. Die Zeichen einer Störung der Schrankenfunktion waren bereits vor Ablauf von 24 Std p.i. nachweisbar, zu einem Zeitpunkt also, zu dem zwar nach subcutaner Infektion das Blut virushaltig befunden wird, aber noch keine morphologisch faßbaren Gefäßwandveränderungen aufzutreten pflegen. Auffälligerweise erschien die BHS besonders in solchen Hirnabschnitten geschädigt, die bei fortgeschrittener Krankheit mit einer gewissen Bevorzugung von dem Entzündungsprozeß ergriffen werden, nämlich der Hirnstamm, Thalamus und ventrikelnahe Gewebspartien. Es liegt der Gedanke nahe, daß die durch die Permeabilitätsstörungen bedingten Extravasate von gewebsfeindlichem Blutplasma bei der Auslösung der entzündlichen Vorgänge eine nicht unwesentliche Rolle spielen. Unter diesem Blickpunkt wäre besonders die Entstehung der gefäßgebundenen Gliaknötchen zu betrachten, die nicht selten in typischer Ausprägung als Teilreaktion des encephalitischen Symptomenkomplexes bei Schweinepest zur Beobachtung kommen.

Wie bereits erwähnt, fanden sich die Zeichen einer Schädigung der BHS nicht nur vor oder zu Beginn der entzündlichen Vorgänge, sondern auch im weiteren

Verlauf des Krankheitsprozesses. Die Permeabilitätsstörungen stellen dann gewissermaßen ein Begleitsymptom der meso- und ektodermalen Gewebsreaktionen dar. Der Farbstoffaustritt spielte sich in erster Linie im Capillarbereich ab, also in solchen Bezirken, die für den Stoffaustausch zwischen Blut und Gewebe von besonderer Bedeutung sind. Darüber hinaus konnte bisweilen auch an intakt erscheinenden prä- und postcapillären Gefäßen ein Permiieren des Farbstoffes beobachtet werden. Wenn diese Gefäßabschnitte durch Proliferation ihrer Wandzellen infiltrativ verändert waren, so gelang es dem Farbstoff gewöhnlich nicht, die Gefäßlichtungen zu verlassen. Die Infiltratzellen erschienen wohl öfters mehr oder weniger deutlich angefärbt, aber nur selten kam es zum Durchtritt geringer Mengen farbstoffhaltiger Flüssigkeit. Dies war nur dann der Fall, wenn sich an den vasculären Infiltrationen regressive Erscheinungen bemerkbar machten, eine sichtbare Auflockerung der Zellverbände erfolgte oder wenn überhaupt primäre Alterationen der Gefäßwände bestanden. Es machte also ganz den Eindruck, als ob die fraglichen Gefäßbezirke durch Mobilisierung ihrer Wandzellen und Bildung vasculärer Infiltrate eine gewisse Abdichtung erfuhren.

Als wichtigstes Ergebnis unserer Farbstoffversuche ist hervorzuheben, daß sowohl in histologisch negativen Gehirnen von pestkranken Schweinen als auch bei gesunden Kontrolltieren niemals eindeutige Zeichen einer Störung der Schrankenfunktion bestanden, wie sie regelmäßig bei encephalitis positiven Fällen nachweisbar waren.

Als weiteres nebenher angefallenes Ergebnis unserer Untersuchungen ist das unterschiedliche Verhalten der beiden verwandten Farbstoffe im Gehirn des unter den gleichen Versuchsbedingungen stehenden Tiermaterials zu nennen. Es bedarf keiner weiteren Erwähnung, daß bei der von uns gewählten Methodik die Organsysteme der Brust- und Bauchhöhle in jedem Falle denselben Farbeffekt aufwiesen. Anders das ZNS. Nach den Angaben verschiedener Autoren stellt das Trypanblau einen verhältnismäßig groben Indicator bei der Prüfung von Veränderungen an der BHS dar. Wir konnten diese Ansicht bestätigen. Wenngleich mit diesem Farbstoff schon zu einem frühen Zeitpunkt Permeabilitätsstörungen nachzuweisen waren, so glauben wir doch, annehmen zu dürfen, daß wir im Vergleich mit dem Schrankenbild bei Geigyblau nur solche erfaßten, die aus einer mehr oder weniger erheblichen Beeinträchtigung der Schrankenfunktion resultierten. Diese Annahme wird vor allem durch die Feststellung gestützt, daß die Anfärbung des nervalen Parenchyms durch permiiertes Trypanblau im allgemeinen nie das Ausmaß erreichte wie nach Applikation von Geigyblau. Der perivasale Durchtritt von Trypanblau war histologisch gewöhnlich gekennzeichnet durch das Bild der „Diffusfärbung" gefäßnaher, teilweise auch entfernt liegender Ganglien- und Gliazellen, wobei Zelleib und Kern, bisweilen nur letzterer, intensiv gefärbt erschienen. Daneben kam es zur granulären Speicherung von Farbstoff, seltener zur „diffusen Durchtränkung" von Gewebspartien. Mit der Gewebsanfärbung haben wir nicht nur einen Beweis für die Durchlässigkeit der Gefäßschranken erbracht, sondern die Tingierung nervaler Zellelemente vermag auch eine Zellschädigung anzuzeigen, die mit den üblichen Färbemethoden nicht immer zu erfassen ist. Es handelte sich hierbei in erster Linie um zirkulationsbedingte Alterationen der Neuronen.

Was das Geigyblau anbetrifft, so haben wir den Eindruck, daß dieser Farbstoff selbst bei geringsten Änderungen im funktionellen Verhalten der BHS zu permiieren vermag, wobei dann das Gewebe diffus durchtränkt wurde, selten einzelne Zellelemente angefärbt erschienen. Bei der Deutung des Schrankenbildes im Hinblick auf die bestehende Infektion ist daher unbedingt in Erwägung zu ziehen, ob nicht durch den Farbstoffversuch selbst in Verbindung mit einer länger dauernden Hirndurchspülung Bedingungen geschaffen werden, die auf die Funktionstüchtigkeit des bisher intakten Gefäßendothels von ungünstigem Einfluß sein können. Besonders BROMAN hat darauf hingewiesen, daß eine schnelle und gründliche Ausspülung des Hirngefäßsystems unumgänglich ist, wenn man Täuschungen durch postmortale Diffusion des Farbstoffes vermeiden will. Andererseits können wir aus Versuchen dieses Autors schließen, daß das Endothel den Tod des Versuchstieres einige Zeit überlebt. Die mit Trypanblau erzielten Ergebnisse kann man im Hinblick auf andere Vitalfarbstoffe nicht verallgemeinern. Man muß wohl nach den Resultaten unserer Versuche das überaus leicht diffusible Geigyblau in dieser Hinsicht anders bewerten.

Nach unseren Untersuchungsergebnissen scheinen also bei der Entstehung encephalitischer Gewebsprozesse bei Schweinepest Permeabilitätsstörungen im ZNS, wie sie ja auch in anderen Organen anzutreffen sind, eine bedeutende Rolle zu spielen. Gleichzeitig durchgeführte virologische Prüfungen von Gehirnmaterial der infizierten Versuchstiere ergaben übrigens eine augenfällige Erhöhung des Virusgehaltes in encephalitispositiven Gehirnen gegenüber denen der histologisch negativen Fälle. Es kann angenommen werden, daß für die Entstehung reaktiver Gewebsvorgänge im ZNS schweinepestkranker Tiere ein bestimmter Schwellenwert der Viruskonzentration erforderlich ist.

Ob die abnorme Durchlässigkeit des Gefäßendothels ursächlich mehr auf eine mit der Lichtoptik nicht faßbare Schädigung des Endothels durch eine Blutstromverlangsamung infolge gestörter Kreislaufdynamik zurückgeht, für deren Annahme auch die von MATTHIAS auf der Insel Riems durchgeführten Untersuchungen sprechen, oder ob eine unmittelbare, das Gefäßendothel schädigende Einwirkung des im Blut kreisenden Virus als wesentlicher Faktor anzusprechen ist, ist noch eine der strittigen Fragen. Schließlich wird man auch auf diesem Gebiet mit elektronenoptischen Untersuchungen und der Anwendung von radioaktiven Isotopen näher zum Ziele kommen.

Ich habe versucht, an Hand eines Beispiels aus der Gruppe der durch pantrope Virusarten bedingten Krankheiten, nämlich der Schweinepest, das Verhalten der Blut-Hirnschranke im Hinblick auf die Entstehung eines encephalitischen Prozesses unter Zugrundelegung der Ergebnisse von eigenen intravitalen Farbstoffversuchen zu demonstrieren. Es wäre wünschenswert, wenn derartige Untersuchungen auch auf andere Viruskrankheiten der Tiere, wie z. B. Geflügelpest und Hundestaupe, ausgedehnt würden, deren Erreger ähnliche Eigenschaften besitzen, bei denen ebenfalls häufig Encephalitiden zur Beobachtung kommen und in deren Initialstadien in gleicher Weise Permeabilitätsstörungen am nervalen Zirkulationsapparat im Vordergrund stehen. Dies würde gewiß unsere Kenntnisse über die Pathogenese dieser Viruskrankheiten, insbesondere auf dem neuropathologischen Sektor, ungemein bereichern.

Zusammenfassung

Alle bei unseren Haustieren septikämisch verlaufenden Viruskrankheiten, deren Erregern zumeist eine ausgesprochene kreislaufdynamische Wirkung zukommt, können mit einer Encephalitis einhergehen, die um so häufiger und ausgeprägter ist, je protrahierter der Krankheitsverlauf ist. Am Beispiel der Schweinepest wurde das Verhalten der Blut-Hirnschranke (BHS) nach experimenteller Infektion an Hand eigener Versuche aufgezeigt. Während der Ausbildung und Weiterentwicklung eines encephalitischen Gewebsprozesses war es zu einer erhöhten Permeabilität der Gefäßwände, insbesondere der Capillarbezirke gekommen, die sich intraarteriell zugeführten Vitalfarbstoffen (Trypanblau und Geigyblau) gegenüber in mehr oder weniger auffälliger Weise als durchlässig erwiesen. Die Zeichen einer Störung der Schrankenfunktion waren bereits zu einem Zeitpunkt nachweisbar, zu dem zwar das Blut virushaltig befunden wurde, aber noch keine morphologisch faßbaren Gefäßwandveränderungen auftraten. Die BHS erschien besonders in solchen Hirnabschnitten geschädigt, die bei fortgeschrittener Krankheit mit einer gewissen Bevorzugung von dem Entzündungsprozeß ergriffen werden. Es wird angenommen, daß die durch die Permeabilitätsstörungen bedingten Extravasate von gewebsfeindlichem Plasma bei der Auslösung der entzündlichen Vorgänge eine bedeutsame Rolle spielen. Die Versuche zeigten fernerhin, daß für die Entstehung encephalitischer Prozesse bei Schweinepest auch ein bestimmter Schwellenwert der Viruskonzentration im Gehirn erforderlich ist.

Summary

In our domesticated animals, all of the virus diseases with septicemia, the virus of which has a marked dynamic effect on the circulatory system, may be accompanied by encephalitis which occurs all the more frequently and pronounced the more protracted the disease is. On the basis of our own studies the reaction of the blood-brain-barrier (BBB) after experimental infection with swine fever was demonstrated. During the development and spreading of an encephalitic process in the tissue, increased permeability of the vascular walls, expecially in the capillaries, became apparent; the walls were found to be more or less markedly permeable with regard to intra-arterially introduced vital stains (Trypan blue and Geigy blue). Symptoms of a disturbed barrier function were present already at a time when no changes in the vascular walls could be morphologically ascertained yet, although viruses were found in the blood. The BBB appeared especially highly disturbed in those regions of the brain which, at a later stage of the disease, were preferably affected by the inflammatory process. It is assumed that the extravasation of tissue-damaging plasma due to the permeability disorders, plays an important part in the origination of these inflammatory processes. Moreover, our experiments showed that a certain stimulus threshold of virus concentration is necessary for the development of encephalitic processes in swine fever.

Literatur

BROMAN, T.: The permeability of the cerebrospinal vessels in normal and pathological conditions. Copenhagen: Munksgaard 1949.
MATTHIAS, D.: Mh. Vet.-Med. **15**, 785 (1960).
POTEL, K.: Arch. exp. Vet.-Med. **10**, 288, 370 (1956); **12**, 282 (1958).
— Wiss. Z. d. Ernst-Moritz-Arndt-Univ. Greifswald, math.-nat. Reihe 3/4, **5**, 205.
— S.-B. d. Dtsch. Akad. d. Landwirtschaftswiss. zu Berlin **5**, H. 17 (1956).

Prof. Dr. K. POTEL, Leipzig C 1, Marg. Blank-Str. 4

Acta Neuropathologica, Suppl. I, 83—89 (1962)

Aus der Forschungsanstalt für Tierseuchen, Insel Riems b. Greifswald

Viruslokalisation und histologische Veränderungen im Zentralnervensystem

Von

KARIN FISCHER

Mit 6 Textabbildungen

In der Veterinärmedizin sind eine Reihe von Virusarten bekannt, die nach natürlicher oder experimenteller Infektion Erkrankungen des Zentralnervensystems (ZNS) hervorrufen.

Nach intracerebraler Injektion von *Tollwutvirus* (FISCHER) sind bei Hund, Schaf, Meerschweinchen (Mee) und Maus im Latenzstadium der Infektion Schwellungen der Ganglienzellkerne und eine Zunahme der Desoxyribonucleisäure-haltigen Substanz des Nucleolus zu beobachten, die als Anzeichen einer gesteigerten cellulären Aktivität bei der Proteinsynthese angesehen werden können. Obwohl die geschilderten Zellvorgänge ebenso wie die beobachteten örtlich-reaktiven Gewebsvorgänge keine spezifischen Veränderungen darstellen, können sie vor dem Auftreten von Ganglienzellschäden einen Hinweis auf den Virus-Erreger und den primären Ort seiner Vermehrung geben. — Zwischen 12—22 Std post infectionem (p.i.) finden sich bei der Maus vereinzelt feine basophile Feulgen-positive Einschlüsse im Cytoplasma der Ganglienzellen aus der großen Pyramidenzellschicht des Ammonshornes, aus der Großhirnrinde und in den Purkinjeschen Zellen des Kleinhirns. Die Frage, ob sie virusspezifische Produkte darstellen — wie es WOLMAN u. BEHAR nach ähnlichen Befunden annehmen — kann durch den Infektiositätstest nicht beantwortet werden. Es ist aber auffällig, daß übereinstimmend mit dem ersten Nachweis von neugebildetem Virus, 37 Std p.i., eosinophile Zelleinschlüsse mit gleicher Lokalisation in den großen Pyramidenzellen des Ammonshornes zu beobachten sind. Da ihr Durchmesser weniger als 0,97 μ beträgt, sind basophile Innenkörperchen als Beweis ihrer Identität mit den Negri-Körpern erst bei später getöteten Tieren erkennbar. Von 42 Std p.i. an ist außer der Größenzunahme eine zahlenmäßige Vermehrung der Einschlußkörper zu verzeichnen, die sich durch einen fortschreitenden Befall der Ganglienzellen in Ammonshorn, Großhirnrinde und Kleinhirn sowie anderer Hirngebiete bemerkbar macht. Parallel dazu erfolgt ein Anstieg des Infektiositätstiters. Mit dem Einsetzen von Krankheitserscheinungen am 3. und 4. Tag p.i. erreichen die Anzahl der Negri-Körper und der Virusgehalt ihren Höhepunkt. Anschließend setzt sowohl eine Abnahme der nachweisbaren Menge des gebildeten Virus als auch der Negri-Körper ein. Letzteres ist durch die fortschreitende Zerstörung der erkrankten Ganglienzellen bedingt. — Die Untersuchungen an Hunden und Schafen, bei denen im Gegensatz zur Maus nicht je eine Gehirnhälfte sondern einzelne Hirnabschnitte zu verschiedenen Zeiten p.i. auf ihren Virusgehalt getestet wurden, bestätigen, daß die spezifischen Ganglienzellveränderungen in Form des Negri-Körper Befalles einen ausgezeichneten Indicator der Virus-

6*

lokalisation und Vermehrung darstellen. Die gute Übereinstimmung der morphologischen und virologischen Untersuchungsergebnisse wird besonders deutlich, wenn man in den einzelnen Zeitabständen p.i. die Zahl der Negri-Körper von je 500 Ganglienzellen aus Ammonshorn, Großhirnrinde und Kleinhirn mit der Konzentration des Virusmaterials in den entsprechenden Hirnabschnitten vergleicht. Das Ergebnis der Untersuchungen zeigt, daß die Negri-Körper spezifische Antigene des Tollwutvirus darstellen, und entspricht den mit Hilfe fluorescierender Antikörper gewonnenen Befunden von Goldwasser u. Kissling.

Bei Versuchen mit dem Virus der *Teschener Krankheit* (Fischer 1958) kann dagegen gezeigt werden, daß Erkrankungen der Ganglienzellen nach intranasaler Infektion erst gegen Mitte und Ende des Inkubationsstadiums (6.—8. Tag p.i.) in Erscheinung treten. Der Nachweis der Virusvermehrung läßt sich aber experimentell bereits von 24 und 48 Std p.i. an erbringen. Von allen Abschnitten des ZNS erweist sich bis zum 5. Tag allein der Bulbus olfactorius als virushaltig. Die ebenfalls auf die Riechkolben beschränkten histologischen Läsionen bestehen in infiltrativen Vorgängen an den Gefäßen, denen sich später Proliferationen der gliösen Zellelemente zugesellen. Der Virusgehalt des Bulbus olfactorius erreicht dann seinen Höhepunkt (6. Tag p.i.), wenn ausgeprägte gliös-mesenchymale Infiltrate und Schäden der Mitralzellen zu beobachten sind (Abb. 1). Gleichzeitig kann eine Ausbreitung von Virus und schwachen entzündlichen Veränderungen über End-, Zwischenhirn und Hirnstamm unter Umgehung des Kleinhirns bis in das Lendenmark festgestellt werden. In Mittelhirn, Pons, Medulla oblongata und Rückenmark treten erstmalig charakteristische Veränderungen der Ganglienzellen in Erscheinung. Mit Beginn des paralytischen Stadiums (12. Tag p.i.) nehmen die histopathologischen Prozesse schnell an Stärke und Ausdehnung zu.

Systematisch durchgeführte vergleichende Untersuchungen lassen erkennen, daß im Inkubationsstadium die Ausbildung der örtlich-reaktiven Gewebsvorgänge übereinstimmend mit dem Ort und Grad der Virusvermehrung erfolgt. Es erscheint daher gerechtfertigt unter bestimmten Bedingungen, auch das Vorhandensein gliös-mesenchymaler Infiltrate allein als Zeichen einer vorausgegangenen Virusvermehrung anzusehen. Zwischen Intensität der geweblichen Veränderungen und Konzentration des Virus ist im klinischen Stadium ebenfalls eine gute Übereinstimmung zu verzeichnen. Es muß jedoch berücksichtigt werden, daß mit fortschreitender Krankheitsdauer eine Abnahme der nachweisbaren Virusmenge stattfindet. Die Versuche mit Tollwutvirus zeigen, daß sich der Abfall des Infektiositätstiters nach dem 2.—3. Krankheitstag morphologisch durch eine Verminderung der Negri-Körper Anzahl bemerkbar macht. Bei der Teschener Krankheit bleiben vasculäre Infiltrate und Wucherungen der Gliazellen im späten klinischen Stadium länger nachweisbar als die regressiven Prozesse an den Ganglienzellen.

Bei intramuskulärer Injektion des Virus der Teschener Krankheit in die Oberschenkelmuskulatur von Schweinen, die innerhalb von 6 Tagen zu maximalen entzündlichen Läsionen und ausgedehnten Schäden der großen motorischen Ganglienzellen in Lenden- und Kreuzmark führt, sind Lokalisation und Intensität der Virusmultiplikation bereits durch das morphologische Bild gekennzeichnet. Nach Kontaktinfektion finden sich dagegen im frühesten paralytischen Stadium vorwiegend auf die Formatio reticularis der Medulla oblongata beschränkte entzündliche Veränderungen. Von den Kerngebieten zeigt nur der parasympathische

Kern des N. vagus einen einseitig schweren Befall. Unterstützt von vergleichbaren feingeweblichen Befunden nach oraler, intramuskulärer und i.v. Infektion und

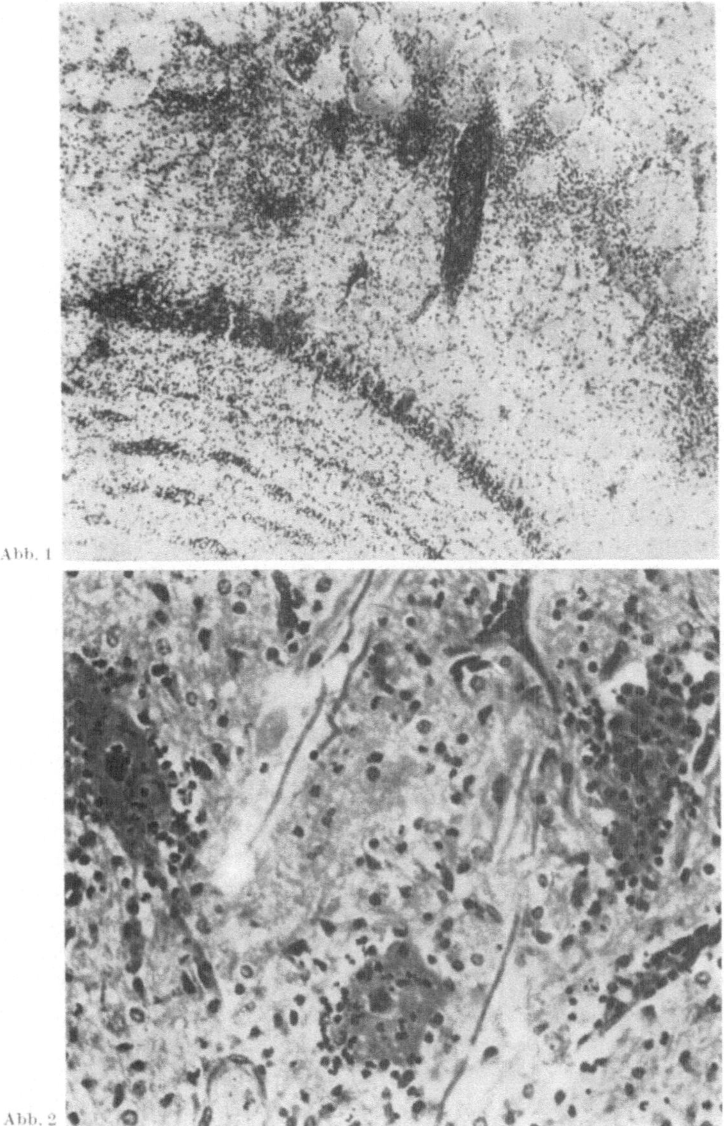

Abb. 1. Ausgedehnte gliös-mesenchymale Infiltrate im Bulbus olfactorius, 6 Tage nach intranasaler Infektion mit dem Virus der Teschener Krankheit beim Schwein. H.-E.-Färbung, Vergr. 80 mal

Abb. 2. Gliös-leukocytäre Neuronophagien großer motorischer Ganglienzellen im Lendenmark, 6 Tage nach intramuskulärer Injektion des Virus der Teschener Krankheit in die Oberschenkelmuskulatur vom Schwein. Nissl-Färbung, Vergr. 160 mal

bei weiteren durch Kontakt infizierten Tieren, ist festzustellen, daß der Formatio reticularis und den Kernen des N. vagus eine wichtige Rolle bei der Pathogenese der Infektion zukommt. Mindestens kann in diesen Fällen auf Grund der fehlenden histologischen Veränderungen im Bulbus olfactorius und Endhirn der Eintritt des Virus in das ZNS über die Bahnen des N. olfactorius ausgeschlossen werden.

Unabhängig von den geschilderten Untersuchungen konnte HECKE nach oraler Infektion der Schweine während des Inkubationsstadiums erstmalig Virus und gewebliche Veränderungen im Bereich der Medulla oblongata nachweisen.

Es erscheint von ganz besonderem Interesse sowohl für den Virologen als auch für den Pathologen, daß das *Maul- und Klauenseuche (MKS)-Virus*, das im natürlichen Seuchengeschehen epitheliotrope und häufig auch myotrope Eigenschaften zeigt, spezifische Veränderungen im ZNS hervorrufen kann.

Durch experimentelle Arbeiten wurde kürzlich festgestellt (VECKENSTEDT), daß sich selbst das originäre Rinder-Aphthenvirus nach direkter Übertragung im Gehirn der Maus vermehren und fortlaufend passagieren läßt. Im Gegensatz zu anderen nicht neurotropen Virusarten, die sich ebenfalls im ZNS der Maus vermehren lassen, wie z.B. das Pockenvirus, kommt es im Verlauf der Mausgehirn-Passagen zur Entfaltung neuropathogener Eigenschaften des Virus. Bei Maus-gehirn-Passagen mit Kuhpockenvirus (MORITSCH) kann der Ort der Virusvermehrung im ZNS durch den Nachweis spezifischer Einschlußkörperchen in den Zellen vom Plexus chorioideus und Ependym bestimmt werden, während Alterationen der Ganglienzellen fehlen. — Die Veränderungen der Ganglienzellen bei den Mäusen aus den MKS-Viruspassagen treten nicht in direkter Abhängigkeit von der Konzentration des Gehirnmaterials in Erscheinung, sondern erst, wenn ein bestimmter Anpassungsgrad des Virus an das ZNS der Maus erreicht ist. In diesem Stadium — nämlich der 75. Passage — fallen einzelne Zellen in der großen Pyramidenzellschicht des Ammonshornes durch ihr stark geschwollenes Cytoplasma auf (FISCHER). Der Virusgehalt im Mausgehirn steigt im Verlauf der ersten 75 Passagen von 10 auf 1000 ID_{50} pro Impfdosis. In den weiteren Passagen lassen die erkrankten Ganglienzellen außer der akuten Schwellung bereits Auflösungserscheinungen von Cytoplasma und Zellkernen oder Pyknosen der Kerne erkennen. Später kommen an den großen und kleinen Pyramidenzellen vorwiegend Schrumpfungsvorgänge zur Beobachtung, die zu ausgedehntem und schnellem Untergang der Zellen führen. Gleichzeitig mit dem Sichtbarwerden der neuronalen Schäden sind erstmalig polymorphkernige Leukocyten unter den lymphocytären Zellen der vasculären Infiltrate und außerhalb der Gefäße nachzuweisen. — Die Schäden der Ganglienzellen werden wie bei der experimentellen Tollwutinfektion zuerst an den großen Pyramidenzellen des Ammonshornes sichtbar und bleiben trotz zunehmender Intensität und Ausdehnung, die auch die örtlich-reaktiven Gewebsvorgänge betrifft, zunächst auf das Ammonshorn beschränkt. Nach dem morphologischen Bild müßte das Ammonshorn den höchsten Virusgehalt von allen Abschnitten des ZNS aufweisen. Erst nach 170 Mausgehirn-Passagen des MKS-Virus, wenn der Virusgehalt auf rund 1 Million ID_{50} angestiegen ist, sind Erkrankungen der Ganglienzellen auch im Bereich der Großhirnrinde und mit stark verminderter Intensität in anderen Abschnitten des ZNS festzustellen.

Das für die Maus neuropathogene MKS-Virus behält — wie Untersuchungen mit einem anderen neurotropen MKS-Virusstamm zeigen (VECKENSTEDT u. FISCHER) — nach *intracerebraler* und *extraneuraler* Verimpfung an Mee, Ratten und Goldhamster seine neuropathogenen Eigenschaften bei. Während sich die

histologischen Alterationen beim Mee auf herdförmige Zerstörungen der Ganglienzellen in der großen Pyramidenzellschicht des Ammonshornes beschränken,
sind bei Ratte und Goldhamster ebenso wie bei der Maus neben den ent-

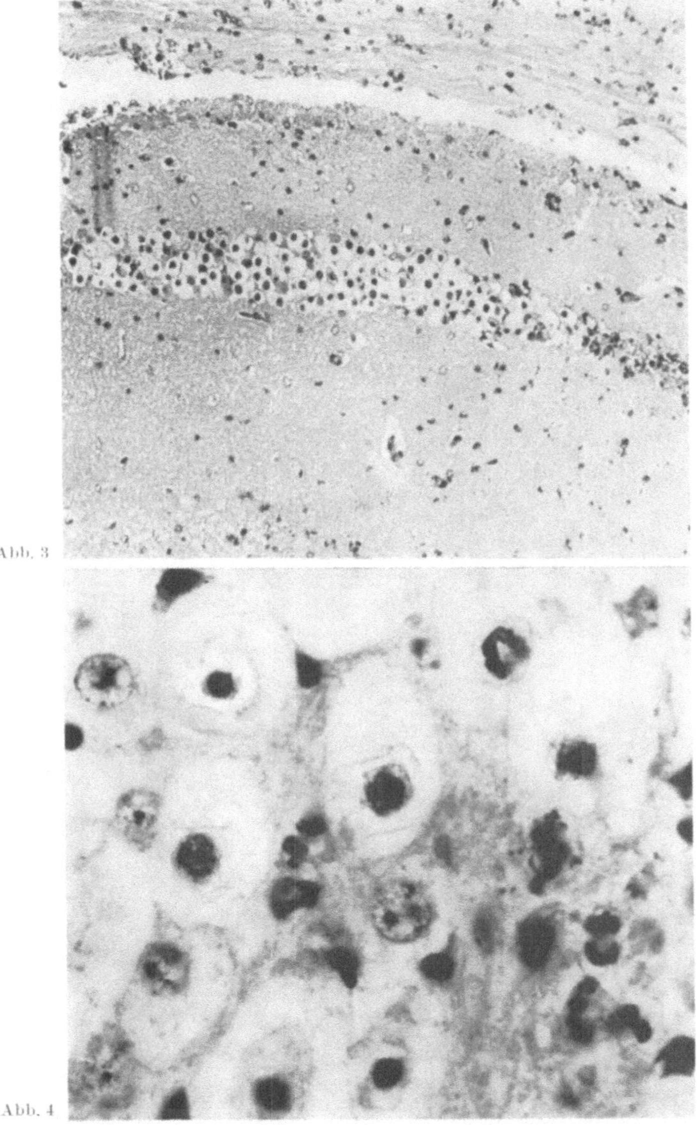

Abb. 3. Ganglienzellen aus der großen Pyramidenzellschicht des Ammonshornes mit akuter Zellschwellung nach
intracerebraler Injektion von MKS-Virus bei der Maus, 160. Mausgehirn-Passage. H.-E.-Färbung, Vergr. 80 mal

Abb. 4, 5 und 6. Verschiedene Formen der Ganglienzellschäden bei der Maus nach intracerebraler Injektion von
MKS-Virus, 160. Mausgehirn-Passage. H.-E.-Färbung, Ölimmersion, Vergr. 1280 mal

zündlichen Veränderungen ausgedehnte Ganglienzellschäden in Ammonshorn
und Großhirnrinde zu finden. — Andererseits werden im Gehirn des Mee
auch nach 120 fortgesetzten intracerebralen Passagen mit einem *nicht* an das

ZNS der Maus angepaßten MKS-Virus histopathologische Alterationen der Ganglienzellen vermißt, obwohl eine ausreichende Virusvermehrung (Virusgehalt im ZNS von etwa 10000 ID_{50} pro Impfdosis) nachgewiesen werden kann (FISCHER).

Die Prädilektion der feingeweblichen Veränderungen für das Ammonshorn ist vielleicht durch biochemische und autoradiographische Untersuchungs-

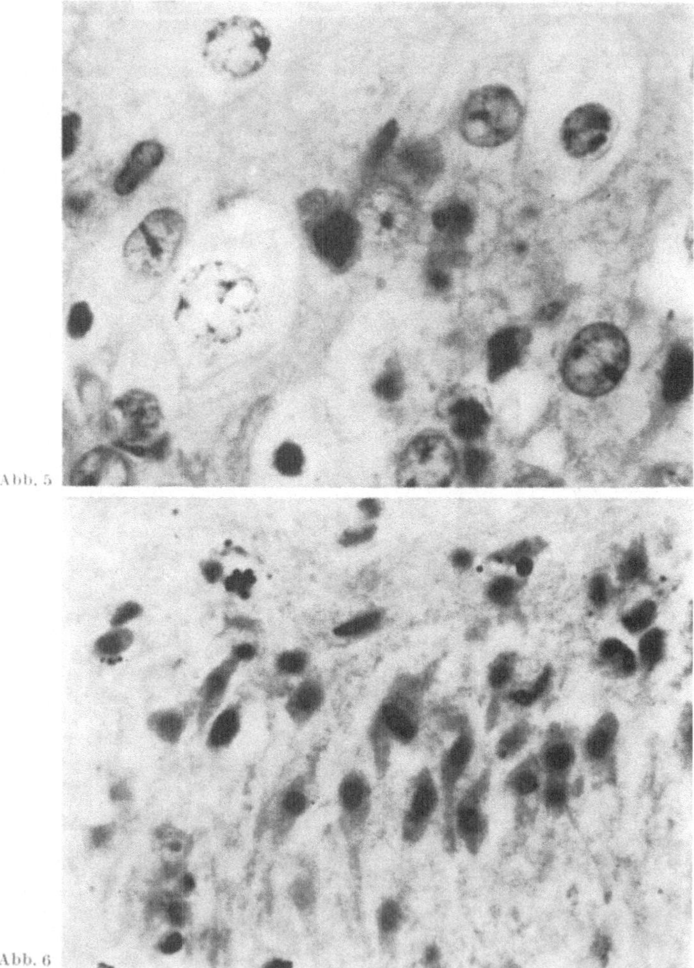

ergebnisse zu erklären, die einen erhöhten cellulären Proteinstoffwechsel — und damit ein besonders günstiges Medium für die Vermehrung von Virus — ergaben.

Abschließend kann gesagt werden, daß die gute Übereinstimmung der morphologischen und virologischen Befunde, die die Untersuchungen mit Tollwutvirus und dem Virus der Teschener Krankheit zeigen, nicht in gleicher Regelmäßigkeit bei experimentellen Arbeiten mit Maul- und Klauenseuche-Virus erwartet werden können.

Zusammenfassung

Es wird in kurzer Form darüber berichtet, daß die gute Übereinstimmung von morphologischen und virologischen Befunden im ZNS bei Infektionen mit Tollwut-Virus und dem Virus der Teschener Krankheit nicht in gleicher Regelmäßigkeit bei experimentellen Arbeiten mit den an das Mausgehirn adaptierten neurotropen Stämmen des Maul- und Klauenseuche-Virus erwartet werden kann.

Summary

It is briefly reported that the far-reaching agreement of morphological and virological findings in the central nervous system in infections with rabies virus and virus of Teschen disease cannot be expected with equal regularity in experimental studies with micebrain-adapted neurotropic strains of foot-and-mouth-disease virus.

Literatur

Fischer, K.: Studien zur Histopathogenese der Teschener Krankheit bei experimenteller und natürlicher Infektion. Wiss. Abhandl. Dtsch. Akademie Landwirtschaftswiss. Nr. 35. Berlin: Akademie-Verlag 1958.
— Komplementbindendes und infektiöses Antigen beim Tollwutvirus. II. Vergleichende experimentelle und morphologische Untersuchungen. Arch. exp. Vet.-Med. 15, 1218 (1961).
— Zum neurotropen Verhalten des Maul-und Klauenseuche-Standard-A-Virus nach intrazerebraler Verimpfung. II. Ergebnisse histologischer Untersuchungen im Verlauf von Meerschweinchen-Gehirnpassagen. Arch. exp. Vet.-Med. 15, 878 (1961).
— Experimentelle Erzeugung einer neurotropen Variante des Maul- und Klauenseuche-Virus. II. Pathogenese der geweblichen Veränderungen im Organismus der Maus. Arch. exp. Vet.-Med. 16, 89 (1962).
Goldwasser, R. A., and R. E. Kissling: Fluorescent antibody staining of street and fixed rabies virus antigens. Proc. Soc. exp. Biol. (N.Y.) 98, 219 (1958).
Hecke, F.: Untersuchungen über den Infektionsweg des Virus der ansteckenden Schweinelähmung (Teschener Krankheit) nach oraler Aufnahme. Mh. Tierheilk. 10, 187 (1958).
Moritsch, H.: Experimentelle Untersuchungen über die Vermehrung des Vaccina- und des Kuhpockenvirus in der Maus. Zbl. Bakt., I. Abt. Orig. 166, 427 (1956).
Veckenstedt, A.: Experimentelle Erzeugung einer neurotropen Variante des Maul- und Klauenseuche-Virus. I. Ihre Entwicklung im Laufe direkter Gehirnpassagen des originären Virus bei der Maus. Arch. exp. Vet.-Med. 16, 81 (1962).
—, u. K. Fischer: Zum Problem der Anpassung des Maul- und Klauenseuche-Virus an das Zentralnervensystem der Maus. III. Abhängigkeit von Anpassungsgrad und Verhalten im Zentralnervensystem kleiner Laboratoriumstiere. Arch. exp. Vet.-Med. 14, 160 (1960).
Wolman, M., and A. Behar: A cytochemical study of the nature of negri bodies. J. infect. Dis. 91, 69 (1952).

Dr. Karin Fischer, Stiftung zur Erforschung der spinalen Kinderlähmung und der multiplen Sklerose, Universitätskrankenhaus Eppendorf, Hamburg 20

Aus der Abteilung für Vergleichende Neurologie (Prof. Dr. E. FRAUCHIGER)
der Universität Bern

Über Pacchionische Granulationen beim Tier

Von

R. FANKHAUSER

Mit 3 Textabbildungen

Wer sich mit klinischer Neurologie bei Tieren abgibt, wird sich unter anderem auch mit dem Liquor cerebrospinalis befassen müssen und dann zwangsläufig auf die Probleme um dessen Produktion und „Abfluß" stoßen. Eine Teilfrage davon ist jene nach der Bedeutung der sogenannten Pacchionischen Granulationen (forthin als PG bezeichnet) oder Granula meningica, die seit KEY u. RETZIUS und WEED als Drainagestellen für den Liquor des Spatium leptomeningicum gelten. Diese vor allem beim Menschen beobachteten Gebilde sind erstmals wahrscheinlich von VESAL abgebildet und später von PACCHIONI genauer studiert worden. Sie wurden lange für Drüsen, für Fixationsvorrichtungen oder auch für pathologische Produkte gehalten. WEED u. LEGROS CLARK zeigten, daß sie hypertrophische Weiterentwicklungen der Villi arachnoidales sind. In den letzten Jahren ist die Diskussion um sie wieder aufgelebt und ihre Bedeutung als „Liquorabflußort" wurde in Frage gestellt (HOWARTH u. COOPER). Druckmessung, Beteiligung an der „Aufrechterhaltung des Status quo" (COOPER), ja sogar inkretorische Tätigkeit (KISS u. SATTLER) werden ihnen zugeschrieben.

Eigenartigerweise gehen die Angaben über die PG bei Tieren weit auseinander. Während gewisse Untersucher (FISCHER; TROLARD; DEXLER; DENNSTEDT; TÖRÖK) solche beschrieben haben, verneinen andere ihr Vorkommen (KOLESNIKOW, KISS u. SATTLER). Sofern die PG tatsächlich eine essentielle Funktion haben — gleichgültig welche — müßte natürlich die Frage ihres Vorkommens oder Fehlens beim Tier oder einzelnen Arten von großem Interesse sein.

Wir haben deshalb an einer Reihe von Tiergehirnen (Pferd, Rind, Schaf, Hund, Katze und vereinzelten Exemplaren anderer Species) sowie vergleichsweise beim Menschen makroskopische und ausgedehnte mikroskopische Untersuchungen angestellt.

Typische, jenen des Menschen homologisierbare PG fanden wir nur beim Pferd. Sie sind meist in geringer Zahl, manchmal nicht mehr als 3, und liegen in den Parasinoidalräumen des Sinus sagittalis superior, gelegentlich auch am Sinus transversus oder sitzen scheinbar frei der Leptomeninx auf. Sie sind meist etwa hirsekorngroß, vereinzelt kann man aber ungewöhnlich stark entwickelte, bis zu $1^{1}/_{2}$ cm Durchmesser aufweisende, finden. Solche können die Schädelknochen eindellen (Foveolae granulares). Durch Wegfall von Blut- und Liquorzirkulation beim Tod verlieren sie wahrscheinlich stark an Turgor und schrumpfen bei Formolfixation noch sehr erheblich, so daß das histologische Präparat uns auch nicht annähernd ein getreues Bild des intravitalen Quellungszustandes vermitteln kann. Ohne auf die recht erheblichen Unterschiede im Bau der Dura von Pferd (viel geringere Dicke, Verlötung mit Schädel) und Mensch näher einzugehen, sei vermerkt, daß an den Parasinoidalräumen des Sinus sagittalis superior des Pferdes und entlang den größeren, in jenen einstrahlenden Duravenen auf längere, bandförmige Strecken oder in Form ovaler Fenster die innere Duraseite hochgradig reduziert ist, d. h. daß an diesen Stellen Spatium leptomeningicum und venöser Blutstrom makroskopisch lediglich von einer durchscheinenden Membran getrennt sind.

Der histologische Aufbau typischer PG beim Pferd entspricht dem vielfach für den Menschen geschilderten: ein mehr oder weniger weitmaschiges bindegewebiges Balkenwerk ist durchsetzt und umkleidet mit typischen arachnoidalen Deckzellen: an der Oberfläche bilden diese einen kontinuierlichen Überzug, der stellenweise mehrschichtig ist. Es gibt Orte direkten Kontaktes von Granulumoberfläche und Endothel der Parasinoidalräume; an Serienschnitten zeigt sich eine kontinuierliche Verbindung vom Spatium leptomeningicum bis an das Endothel der venösen Blutbahn heran. Degenerative Veränderungen und Verkalkungen kommen im Stroma und in den deckzelligen Anteilen der Granula vor.

Wichtiger als der histologische Bau der typischen PG aber sind die sonstigen Befunde an der sinusnahen Dura.

In die Dura eingeschachtelt finden sich zahlreiche verzweigte Züge leptomeningealen Gewebes, welches sowohl das bindegewebige Stroma wie den deckzelligen Anteil in dichterer oder mehr lockerer Anordnung führt. Ebenso enthält es jene äußerst dünnwandigen, teilweise nur aus dem Endothelrohr und einem wahrscheinlich diskontinuierlichen einschichtigen Netz adventitieller Zellen bestehenden Venen, wie man sie auch im Spatium leptomeningicum findet. Sie dürften den von Kiss postulierten „Liquorvenen" entsprechen. Diese intraduralen, leptomeningealen Gewebsstraßen stehen, wie Serien-, Schräg- und Flachschnitte zeigen, einerseits mit dem Spatium leptomeningicum, andererseits mit der endothelialen Begrenzung der intraduralen venösen Abflußwege in Verbindung. Es ist also denkbar, daß sie ein System von Sickerwegen für den Liquor darstellen, das nicht nur für den stofflichen Austausch, insbesondere des Wassers Bedeutung haben, sondern auch über die Flüssigkeitsspannung der Dura Einfluß auf die Zirkulations- und Druckverhältnisse nehmen könnte. Es fällt auf, daß die Dura in diesen Gebieten überdurchschnittlich viel Nerven enthält. Die Entstehung dieser pachy-leptomeningealen Verbindungen scheint embryologisch durch eine unvollständige Trennung der ursprünglichen „Meninx primitiva" (im ontogenetischen Sinn) erklärbar. Diese Deutung hat bereits 1902 Schmidt in einer hinsichtlich ihres wesentlichen Gehaltes später kaum beachteten Arbeit gegeben. Sie steht in keinem Widerspruch zu der heute gültigen Auffassung, daß Pachymeninx und leptomeningeale Deckzellen aus ungleichem Material (Mesoderm, bzw. Neuralleiste) hervorgehen (Harvey u. Mitarb.).

Wir glauben, daß bisher die Aufmerksamkeit viel zu stark und ausschließlich durch die PG angezogen wurde und daß diese — infolge ihrer Hypertrophie, Fibrose und häufigen degenerativen Veränderungen — gerade nicht die geeignetsten Gebilde sind, um den funktionellen Beziehungen zwischen den Blutleitern der harten Hirnhaut und dem Spatium leptomeningicum, dem äußeren Liquorraum, auf morphologischem Wege nachzugehen. Deutet man die Verzahnungen von harter und weicher Hirnhaut in der angegebenen Weise, so erweist sich auch die allgemein vertretene oder doch durch entsprechende sprachliche Formulierungen zum Ausdruck gebrachte Auffassung als irrig, nach der die Villi und Granulationes

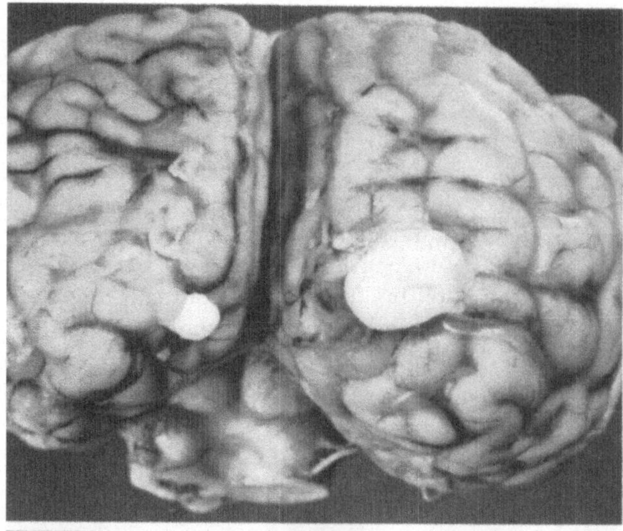

Abb. 1. Typische, ungewöhnlich große Pacchionische Körperchen am dorsalen Pol der Occipitallappen, nahe dem Confluens sinuum, bei einem 17 jährigen Hengst. Dura entfernt

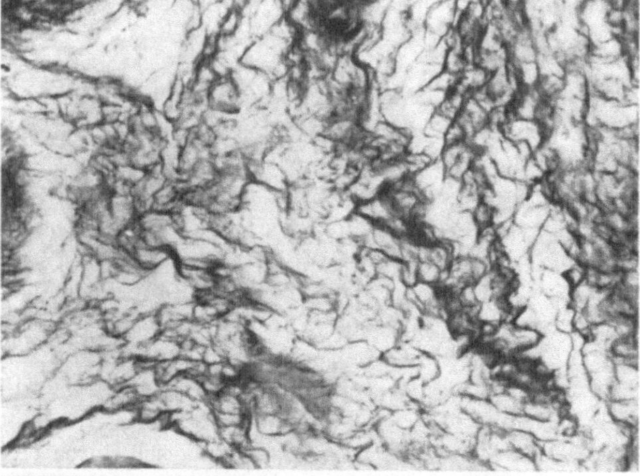

Abb. 2. Ausschnitt aus dem Zentrum einer der in Abb. 1 dargestellten Granulationen bei 300 facher Vergr., Elastica Färbung. Lockeres, faseriges Maschenwerk mit weiten Zwischenräumen

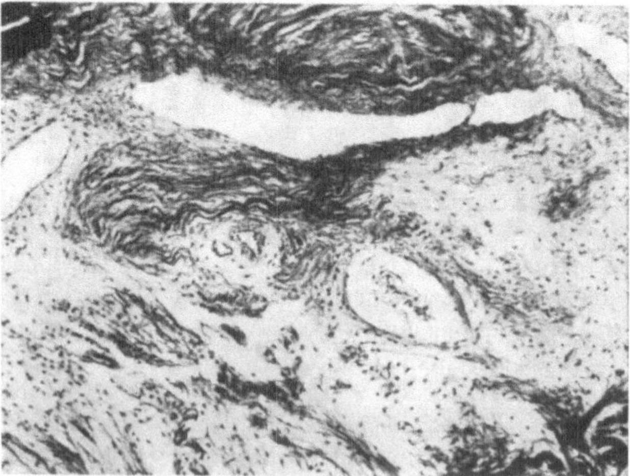

Abb. 3. Senkrechter Schnitt durch Dura in der Nachbarschaft des Sinus sagittalis superior, Pferd. Oben mehrfach längs angeschnittene intradurale Vene vor dem Übergang in einen Parasinoidalraum. Mitte und unterer Bildabschnitt: Durchsetzung der hirnseitigen Durahälfte mit leptomeningealem Gewebe; dieses grenzt links außen ohne Zwischenschaltung fibröser Duralagen unmittelbar an das Venenendothel. van Gieson, 300 mal

arachnoidales in die Dura einwüchsen oder vordrängen. Vielmehr ist ihre Entstehung und Weiterentwicklung innerhalb der Dura aus dem vorbestehenden, intraduralen leptomeningealen Gewebe anzunehmen, das sich dort nach SCHMIDT bereits beim menschlichen Säugling reichlich vorfindet.

Für das Pferd darf die Aussage gemacht werden, daß für den Fall einer Beteiligung der lepto-pachymeningealen Kontaktflächen am Wasserhaushalt des Spatium leptomeningicum diese intraduralen Verzahnungen der Arachnoidea ohne Zweifel weit bedeutender sind, als die nur vereinzelten PG. Systematische topographische Untersuchungen der Dura bei verschiedenen Species müßten zeigen, ob diese Aussage allgemeinere Gültigkeit hat. Dabei dürfte allerdings der beim Tier relativ große spinale Raum mit seinen andersartigen Verhältnissen (keine duralen Sinus, peri- oder epidurale Venenplexus) nicht außer acht gelassen werden.

Zusammenfassend kann man sagen, daß die Ergebnisse unvoreingenommener morphologischer Untersuchungen durchaus im Einklang stehen mit dem modernen physiologischen Konzept, wonach der Wasserhaushalt der meningealen Räume sich an mannigfaltigen Grenzflächen abspielt (vgl. BAUER) und nicht durch die simplifizierende Erklärung der PG als „Liquorabflußorgane" zu erschöpfen ist.

Zusammenfassung

Da über das Vorkommen Pacchionischer Granulationen bei Tieren noch keine Einigkeit besteht, wurden mehrer Tierarten daraufhin untersucht. Typische, den menschlichen vergleichbare Pacchionische Granulationen wurden lediglich beim Pferd und dort gewöhnlich nur in geringer Zahl gefunden. Einzelne können einen Durchmesser von bis zu 15 mm erreichen. Sie liegen meist entlang dem Sinus sagittalis superior. Histologische Untersuchungen dieser Gebilde und der sinusnahen Dura führten zur Auffassung, daß die Granulationen durch Hypertrophie aus Fortsätzen der Leptomeninx, die bis an die venösen Blutbahnen der Dura heranreichen, entstehen dürften, und daß diesen letzteren als Grenzflächen zwischen Liquor und Venenblut, also für den sogenannten „Liquorabfluß" größere Bedeutung zukommen dürfte als den Pacchionischen Granulationen selbst.

Summary

As no agreement has been reached on the occurrence of Pacchionian granulations in animals, various animal species were examined with regard to this problem. Typical Pacchionian granulations comparable to those in man were found only in horses, and even there only in scarce numbers. The diameter in individual granulations may reach a maximum of 15 mm. In most cases the granulations are situated along the sinus sagittalis superior. From histological exploration of these formations and of the dura close to the sinus it was assumed that the granulations are caused by hypertrophy of processes of leptomeninges, these processes extending as far as the venous blood paths of the dura. It was likewise inferred that these latter, as bordering structures between cerebrospinal fluid and venous blood, may be of greater significance for the so-called cerebrospinal fluid drainage than the Pacchionian granulations themselves.

Prof. Dr. R. FANKHAUSER,
Abteilung für Vergleichende Neurologie, Neubrückstraße 10, Bern, Schweiz

Acta Neuropathologica, Suppl. I, 94—96 (1962)

From the Animal Industry Branch, Alice Springs, N.T., Australia

Pseudolipidosis in Calves

By
J. H. WHITTEM

Introduction

Several years ago the author was privileged to take part in an investigation of a newly encountered disease of Aberdeen-Angus calves. WHITTEM and WALKER (1957) reported in some detail upon the natural history, symptomatology and pathology of the disease, which was termed Pseudolipidosis.

In the nervous system and lymph nodes there were encountered lesions reminiscent of those of the lipid dystrophies of man.

The purpose of this communication is briefly to review the work described above.

Natural History of the Disease

About 30 cases of the syndrome to be described occurred in a period of 6 or 7 years on three mixed sheep and cattle properties in the New England district of New South Wales. Four cases have been examined in detail. It has not been possible to determine with certainty whether the condition is inherited.

Clinical Observations

In the early stages of the disease affected calves have been somewhat stunted. The first definitive symptom was swaying of the hind-quarters following exercise or excitement. Fine tremors of the head were observed.

The condition was slowly progressive, the abnormality in gait becoming more pronounced, particularly on fast movement. The limbs were placed too far laterally, with jerky, stilted movements, the forelegs being thrown too far back. The animals were quite ataxic and easily cast. Some progressed until they were destroyed when unable to rise, whilst others died with severe emaciation whilst still able to move about and feed. Severely affected animals have become incapacitated in 3 to 4 months.

Pathology

No consistent macroscopic lesions have been found. In one calf there was a minor degree of internal hydrocephalus apparent as a palpable thinning of the pyriform lobes covering the ventral horns of the lateral ventricles.

Microscopic examination revealed widespread lesions of the nerve cells and lymph nodes. In less severely affected brains the changes to be described were mostly restricted to the larger nerve cells, but in the most severely diseased animal, large and small nerve cells in all parts of the central nervous system and in peripheral ganglia were affected.

Nerve cell changes appeared to commence with a moderate swelling of the cell body, the borders becoming convex and the axone and dentrites somewhat hypertrophic. Numbers of fine vacuoles appeared in the cytoplasm of that pole of the cell furthest from the nucleus, which appearance was accompanied by chromatolysis in that pole. The next stage appeared to be one of further swelling, the vacuoles becoming more widespread whilst the perinuclear Nissl's granules disappeared. Such cells then suffered disruption of the vacuolated cytoplasm and finally the nucleus faded, leaving a swollen, necrobiotic "ghost" cell with swollen processes, whose faint outline could still be distinguished.

Silver staining revealed that during this process of cell vacuolation the neurofibrils within the cell processes persisted whilst those within the cell body became fragmented, the fragments being pushed towards the periphery of the cell.

An uncommon, but distinct morphological variation was encountered, where the cytoplasm of nerve cells contained a small number of much larger vacuoles, sometimes producing irregular bubble-like projections of the cell surface.

Another series of striking abnormalities was seen in the Purkinje cells of the cerebellum. The cell bodies showed the changes described above but in addition the dendrites were greatly hypertrophic — especially close to the cell body; they showed occasional globular enlargements, and rarely were grossly ballooned. Silver staining revealed that the axones of many of these cells developed single or multiple fusiform swellings in the depths of the granular layer.

Scattered through the brain were numbers of rounded or irregular homogeneous, slightly eosinophilic bodies 10 to 30 microns in diameter. Whilst some could have originated from degenerate ganglion cells many were present in white matter. In general, their appearance was somewhat reminiscent of the corpora amylacea commonly encountered in senile human brains.

The content of the vacuoles described above is completely obscure. In spite of the application of a wide range of histochemical procedures, neither lipid, carbohydrate nor protein material has been demonstrated in the vacuoles, either large or small. The globular bodies were faintly to moderately P.A.S. positive.

The lymph nodes presented a uniform and characteristic histopathological appearance. The cortex was hypoplastic and somewhat reduced in bulk, surrounding a wider medulla traversed by cords of atrophic lymphoid tissue containing prominent sinusoids which were packed with vacuolated macrophages. The vacuoles in these cells were large in size but small in number and the whole appearance was one of a lymph node whose pulp was packed with foam cells. Once again, histochemical procedures failed to identify any substance within the vacuoles.

Discussion

The clinical syndrome is uniform and apart from general unthriftiness and failure of growth is referable almost entirely to the central nervous system. The major neurological deficit appears to be ataxia and an intention tremor, suggesting severe involvement of the cerebellum and brain stem at least. However, it is clear that the neuronal lesion is widespread throughout the central nervous system and that the functional deficit represented by the vacuolated ganglion cell cannot be great, at least until the later stages of the disease. One of the more interesting aspects of the disease is the relatively restricted symptomatology produced by the extremely widespread neuronal lesion.

The failure of the vacuoles or their contents to give histochemical reactions for either lipid, carbohydrate or protein is disconcerting, suggesting that they may contain either a watery fluid or a highly diffusible water soluble complex. We are inclined to think that some insult to the nerve cell produces a fundamental alteration in metabolism, but that this stops short of actual necrobiosis and the cell processes may remain for a considerable period.

The lesions of the central nervous system as seen in paraffin sections resemble closely the lesions in such of the lipid dystrophies of man as affect the central nervous system and indeed generalised infiltration of lymph nodes with "foam cells" does occur.

However, no lipid can be demonstrated in the vacuoles. Although the lesions throughout resemble those of Tay-Sachs disease there are additional bizarre neuropathological features, namely various swellings and hypertrophy of nerve cells and their processes.

Thus the comparative pathology of the disease is unsatisfactory and the author has had no opportunity to carry out further studies since 1957. Whether the lesions described have come about as the result of some exogenous insult, for example, the ingestion of a phytotoxin or whether they are produced in the course of a hereditary or familial disease cannot at present be decided.

Summary

A recently described condition in Aberdeen-Angus calves is reported. Clinically, it is characterised by ataxia, intention tremor and failure to grow. Pathologically, there is widespread vacuolation of nerve cells and of reticulo-endothelial cells in the pulp or lymph nodes. The cause of the disease remains obscure, but it has certain features in common with the lipid dystrophies of man.

Zusammenfassung

Es wird über eine kürzlich bei Aberdeen-Angus Kälbern beobachtete Veränderung berichtet. Sie ist klinisch charakterisiert durch Ataxie, Intentionstremor und Wachstumshemmung. Es findet sich verbreitete Vacuolisierung der Nervenzellen sowie der Reticuloendothelzellen in der Milz oder in den Lymphknoten. Die Ursache der Krankheit ist noch ungeklärt, doch bestehen gewisse Ähnlichkeiten mit den Lipiddystrophien beim Menschen.

Reference

WHITTEM, J. H., and D. WALKER: J. Path. Bact. 74, 281—288 (1957).

Dr. J. H. WHITTEM,
Director of Animal Industry, P.O. Box 291, Alice Springs, N.T., Australia

Acta Neuropathologica, Suppl. I, 97—99 (1962)

From the Biology Department, Brookhaven National Laboratory, Upton, Long Island,
N.Y., U.S.A.

Occult Endemic Encephalitozoönosis of the Central Nervous System of Mice*

By

J. R. M. INNES, W. ZEMAN, J. K. FRENKEL, G. BORNER and RUTH WRIGHT

The topic of encephalitozoönosis and toxoplasmosis, from the view-point of comparative neuropathology, is covered by FRAUCHIGER and FANKHAUSER (1957) and INNES and SAUNDERS (1961) in which all appropriate references are given.

"Parasitic encephalitis" in rabbits was recognised long before the observations of LEVADITI, et al. in 1922 when an organism was found and named *Encephalitozoön cuniculi*. A similar pathologic process and the same organisms became subsequently well recognised in all laboratory animal species and dogs. Recently (1959) the first suspected human case was recorded in a boy who suffered from fever, headache and loss of consciousness but with full recovery in three weeks.

The infection has frequently been a source of confusion and embarrassment to workers engaged in transmitting conditions to laboratory animals which affect the nervous system. Some reported studies on encephalitozoönosis in effect have dealt with toxoplasmosis. Other published studies on an "unidentified agent- or virus" producing ascites and hepatosplenomegaly in mice were found later to involve *Encephalitozoön*. In rabbits, infection by *Encephalitozoön* can be clinically silent or produce a varied neurologic syndrome with tremors, head-tilting, pareses and coma. The morbidity rate can be high. Most reports on mouse infections have concerned sporadic outbreaks. The present report is of importance from several angles. Firstly, it occurred in a colony of mice (Swiss-Bagg-O'Grady strain) which had been started as a disease-free one. To this end the original parents had been derived in turn from Cesarian-section obtained stock, which had then been fostered on to germ-free rats. There was no reason thus to query the fact that the mice were disease-free.

In the fifteen months during which this colony was in being, a total of 8756 mice were born from 925 litters. The colony was started with four pairs of monogamous matings and from the first litters of these, the colony was built up to around 120 breeding pairs. Mortality above weaning age was almost nil. Total deaths amounted to about 20 per cent in mice up to weaning age at 3 weeks, of which nearly half occurred as still-births or on the first day of life. Whether this was related to encephalitozoönosis, was never ascertained. The colony was finally sacrificed once the infection in the brain was observed, and the brains and many spinal cords were examined. Out of over 400 brains studied, the infection rate was found to be over 50 per cent. Infected mice showed no neurologic signs and did not die. The colony was free from all other well-recognised infectious diseases of mice.

---

* Research carried out at Brookhaven National Laboratory under the auspices of the U.S. Atomic Energy Commission. A full account will be published in the J. Neuropath. exp. Neurol. 1961.

The pathologic process was essentially a chronic low-grade disseminated meningo-encephalitis in which spread of the infection had been along the cerebrospinal fluid pathways and perivascular spaces. In the rabbit, focal lesions and granuloma are usually depicted as being characteristic of the disease, but in this species the parasite produces lesions far more commonly in the kidneys than in the brain. In mice, leptomeningeal and perivascular infiltrations were scattered far and wide throughout all parts of the brain without any predilection sites for any one part. The hippocampal formation, partly because of its size, seemed to be very commonly affected. Microglial nodules and astrocytic reaction were associated with the perivascular lesions.

The organisms were easily identified by special stains such as Goodpasture's carbol fuchsin method, which stains the parasites a deep red or purple. No cyst wall is present as opposed to that in toxoplasma. *Encephalitozoön* are much smaller than *Toxoplasma* being about 2.5 · 0.5—1 microns, and are ovoid with a small chromatin granule. The reactions are given in the Table.

Table

Method	Encephalitozoön	Toxoplasma
Hematoxylin-eosin	Poorly stained	Moderately stained
Giemsa	Bright blue	Mauve
Periodic acid Schiff	Small granules Positive	Positive, Granules only
Gram (smear)	Positive?	Negative
Weigert's (modifications for paraffin)	Positive	Negative
Wilder's reticulin silver method	No cyst wall	Cyst wall defined
Goodpasture (Carbon fuchsin)	Deep magenta purple	Not stained

The organisms were recovered by intraperitoneal inoculation of mice using pooled emulsions of brain material from infected animals. Usually, it was found advisable to inject cortisone 2—3 times a week which enhances the infection; the latter becomes evident in 2—3 weeks or longer by an ascites and the presence of many organisms in the fluid. In addition there is some peritoneal inflammation spreading to the pancreas and superficial cells of the liver and spleen.

Transplacental transmission of toxoplasmosis has been proved, and it seems the same mode of transmission must have been involved in this outbreak in mice. As all tissues had been kept from the original four pairs of mice used to start the colony, it was an easy matter to determine that in fact all four pairs of mice had cerebral encephalitozoönosis.

Since the work was started it has been found in England that rats may also suffer from this cerebral infection and like the mice with a high infection rate, an absence of neurologic signs (except in one rat) and no mortality.

In establishing mouse colonies as being free from disease, it appears necessary (apart from all other techniques used to establish the absence of other infections) to inoculate healthy mice with brain emulsions from the mice being used to start such colonies, in order to eliminate the presence of encephalitozoönosis.

Summary

The finding of *Encephalitozoön* parasites and of lesions produced by them in the nervous system of laboratory animals is an old story. The very high incidence, the absence of clinical signs of neural involvement and of mortality, in a so-called "disease free" colony of mice is a new one. The disease has been a source of confusion and embarrassment to workers for many years — to those examining the brains of mice, to those using neural and other tissues for transmission purposes, and to those using mice for study of effects of "toxic compounds" on the brain. The disease is different from that seen in the rabbit, for so-called granulomatous lesions predominate in the latter and perivascular inflammation, microglial proliferation and nodules are diagnostic of the lesions in mice. From over 400 brains examined in the colony the infection rate was nearly 50 per cent. The organisms (*Encephalitozoön cuniculi*) could be demonstrated readily by special stains in lesions, as well as without any surrounding reaction. The parasite was recovered from infected mouse brain by intraperitoneal inoculation of mice in which acute peritonitis and pancreatitis with ascites were characteristic in about 3 weeks. The neurologic disease is essentially a meningoencephalitis, with no particular predilection sites in the brain or cord. We do not know any facts on modes of transmission in mice or between different species, but a transplacental route in mice is a possibility.

Zusammenfassung

Das Auftreten von Encephalitozoön-Parasiten und der von ihnen im Nervensystem von Versuchstieren verursachten Läsionen ist eine altbekannte Tatsache. Neu hingegen ist die große Häufigkeit dieser Krankheit ohne Sterblichkeit und ohne klinische Symptome einer nervösen Mitbeteiligung in einer sogenannten „krankheitsfreien" Kolonie von Mäusen. Seit vielen Jahren ist die Krankheit eine Quelle der Verwirrung und Verlegenheit für die Forscher — für jene, die Mäusegehirne untersuchen, für jene, die nervöse und andere Gewebe zur Übertragung von Krankheiten verwenden, und schließlich für jene, die an Mäusen die Auswirkungen „toxischer Verbindungen" auf das Gehirn studieren. Die Krankheit unterscheidet sich von der bei Kaninchen auftretenden dadurch, daß bei der letzteren sogenannte granulomatöse Läsionen vorherrschen, während bei Mäusen perivasculäre Entzündungen und mikrogliöse Proliferation und Knötchen für die Läsionen bezeichnend sind. Von mehr als 400 Gehirnen, die in der Kolonie untersucht wurden, war fast 50% infiziert. Die Organismen (Encephalitozoön cuniculi) konnten ohne Schwierigkeiten durch besondere Färbungen sowohl in Läsionen als auch in reaktionsloser Umgebung dargestellt werden. Der Parasit wurde aus den Gehirnen von Mäusen gewonnen, die durch intraperitoneale Impfung infiziert waren und nach ungefähr 3 Wochen akute Peritonitis und Pancreatitis mit Ascites zeigten. Die neurologische Krankheit ist im wesentlichen eine Meningo-Encephalitis ohne besonders bevorzugte Lokalisation im Gehirn oder Rückenmark. Über die Art der Übertragung bei Mäusen oder zwischen verschiedenen Tierarten ist uns nichts Sicheres bekannt, doch wird bei Mäusen der transplacentare Weg als eine Möglichkeit der Übertragung angesehen.

References

FRAUCHIGER, E., and R. FANKHAUSER: Vergleichende Neuropathologie des Menschen und der Tiere, p. 188—198. Berlin, Göttingen, Heidelberg: Springer 1957.

INNES, J. R. M., and L. Z. SAUNDERS: Comparative Neuropathology, p. 484—492. New York: Academic Press 1962.

Dr. J. R. M. INNES,
Biology Department, Brookhaven National Laboratory, Upton, Long Island, N.Y., U.S.A.